日本の医療と疫学の役割
―歴史的俯瞰―

森岡 聖次・重松 逸造
Seiji Morioka　Itsuzo Shigematsu

［著］

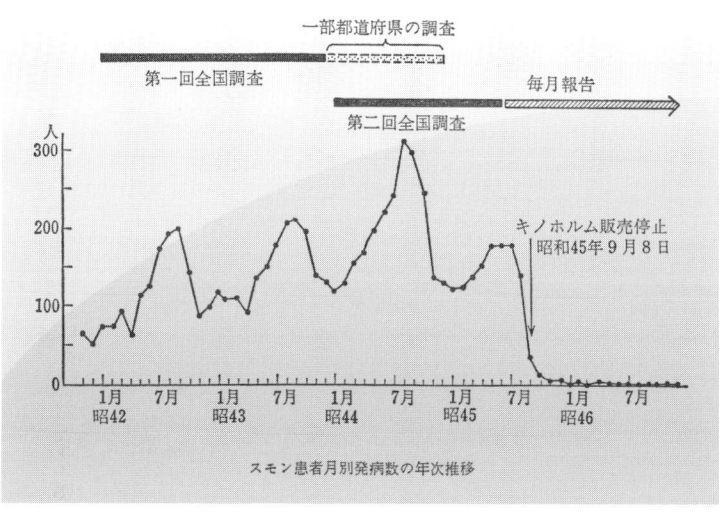

スモン患者月別発病数の年次推移

克誠堂出版

序

　本書は，日本胸部臨床（日胸）誌に66巻9号（2007年）より67巻4号（2008年）まで8回シリーズで連載された「日本の医療と疫学の役割─歴史的俯瞰」に，補遺とその後の知見を加えてまとめたものである。

　上記日胸誌への連載は，著者の一人重松とかねてからサルコイドーシスの研究などを通じて御交誼をいただいている工藤翔二名誉教授（日本医科大学；日胸編集委員長）よりのお誘いによるもので，たまたまこの時期，著者の一人森岡がWalter W Holland教授（英国ロンドン大学；元・国際疫学学会理事長）より著書"Foundations for Health Improvement"（2002年）の贈呈を受け，それを分担翻訳（"疫学公衆衛生研究の潮流"，日本公衆衛生協会，2004年）したことに刺激されて，日本の疫学史に強い関心を持っていたので，二人の共著として連載をお引き受けすることにした次第である。

　今回，この連載を改めて読み返してみると，日本の医療に対する疫学の関与についての記述が不十分であり，本書ではこの点の補充と新知見の追加に努めた。本書を通じて，日本の疫学研究の萌芽が江戸時代に求められること，術語としての疫学の定着に至る小史，戦後の疫学の目覚ましい拡大，原因不明疾患へのアプローチ，臨床現場での疫学の活用などについて御理解をいただければ幸いである。

　本書最終章の末尾に掲げたように，本書の執筆に関しては70人を越える内外の研究者各位から御教示を得たことを感謝している。著者の一人重松は疫学の将来を論ずる場合，しばしば"温故創新"を提唱している。歴史に学んで新しいパラダイムを開くという意味であるが，著者らも21世紀における疫学の進化の方向に注目したいと考えている。

　2009年1月

　　　　　　　　　　　　　　　　　　　　　　　　　　　　　　　　　　　森岡　聖次
　　　　　　　　　　　　　　　　　　　　　　　　　　　　　　　　　　　重松　逸造

目　次

第1章　疫学事始―日本における疫学の発祥からその認知まで― 1
1. はじめに …………………………………………………………………………………… 1
2. 江戸期の医療と疫学研究の萌芽 ………………………………………………………… 2
3. 誕生期の疫学（その1 明治時代）……………………………………………………… 4
    1）疫癘学の紹介／4　　2）高木兼寛と脚気研究／5　　3）脚気の病因論争／6
    4）高木兼寛のその他の業績／7　　5）緒方正清と富山県奇病論／8
    6）藤浪 鑑とがんの疫学研究／8
4. 誕生期の疫学（その2 大正時代と昭和時代前期）…………………………………… 8
    1）疫病学と疫理学／8　　2）疫学研究室の誕生／9
5. まとめ ……………………………………………………………………………………… 9

第2章　日本の疫学誕生期（後期）
　　　　　―感染症の疫学と初期の疫学公衆衛生研究― 11
1. はじめに …………………………………………………………………………………… 11
2. 感染症の疫学 ……………………………………………………………………………… 11
    1）病原体の発見／11　　2）感染症をめぐる疫学／13
3. 藤浪 鑑とがん研究 ……………………………………………………………………… 16
    1）発がん物質に関する研究／16　　2）地理病理学的研究／16
4. その他の領域の研究 ……………………………………………………………………… 17
    1）循環器疾患／17　　2）脚気／17　　3）その他の疾患／18
5. 疫学研究が行われた施設 ………………………………………………………………… 19
6. まとめ ……………………………………………………………………………………… 19

第3章　成長期の疫学―疫学の定着と非感染性疾患の疫学― 20
1. はじめに …………………………………………………………………………………… 20
2. 感染症の疫学 ……………………………………………………………………………… 21
    1）病原体の発見／21　　2）感染症の流行／21　　3）結核の疫学研究／22
3. がんの疫学 ………………………………………………………………………………… 24
    1）戦前のがん疫学研究／24　　2）がん登録／24　　3）がんコホート研究／25
4. 循環器疾患の疫学 ………………………………………………………………………… 25
    1）循環器疾患死亡の動向／25　　2）循環器疾患の疫学研究／25
    3）日本循環器管理研究協議会発足の気運／27
5. その他の疾患の疫学 ……………………………………………………………………… 27
    1）農村医学の萌芽／27　　2）産業活動と疫学／27　　3）その他の疾患／27
6. 疫学研究施設 ……………………………………………………………………………… 28
    1）国立公衆衛生院／28　　2）大学医学部／28　　3）その他の研究施設／28

        7. まとめ ……………………………………………………………………………………… 28

第4章　発展期の疫学（その1）
　　　　　―がん・循環器疾患の疫学と国際共同研究の進展― 30
    1. はじめに ……………………………………………………………………………………… 30
    2. 疫学の発展 …………………………………………………………………………………… 31
        1）国内における疫学の定着／31　2）海外における日本人の活躍／33
    3. 感染症の疫学 ………………………………………………………………………………… 34
        1）結核の流行状況／34　2）インフルエンザ／35　3）その他の感染症の動向／35
        4）未知の感染症／37
    4. がんの疫学 …………………………………………………………………………………… 37
        1）がん死亡率の動向／37　2）がん対策／38　3）がんの疫学研究／38
    5. 循環器疾患の疫学 …………………………………………………………………………… 39
        1）循環器疾患の動向／39　2）移民研究／40
        3）世界7か国研究（Seven countries study）／40　4）国内の疫学研究／41
        5）日本循環器管理研究協議会の発足／43
    6. まとめ ………………………………………………………………………………………… 43

第5章　発展期の疫学（その2）―公害病と原因不明疾患への対応― 45
    1. はじめに ……………………………………………………………………………………… 45
    2. 難病の疫学 …………………………………………………………………………………… 46
        1）スモンの原因究明／46　2）難病特定疾患対策／47
    3. 公害と疫学 …………………………………………………………………………………… 48
        1）公害事例のその後／48　2）新たな公害／51　3）じん肺／51
        4）石綿による健康障害／52　5）食品の化学物質汚染／52　6）放射線被曝の疫学／53
    4. その他の領域と疫学 ………………………………………………………………………… 54
        1）母子保健と疫学／54　2）高齢者の健康と疫学／54　3）脚気再び／56
        4）その他の健康問題／56
    5. 疫学研究施設 ………………………………………………………………………………… 57
        1）国立公衆衛生院／57　2）大学医学部における疫学研究施設／57
        3）結核予防会結核研究所／58　4）国鉄中央保健管理所／59　5）その他の研究施設／59
    6. まとめ ………………………………………………………………………………………… 60

第6章　拡大期の疫学（その1）―国際疫学学会と日本疫学会― 61
    1. はじめに ……………………………………………………………………………………… 61
    2. 疫学研究と関連学会 ………………………………………………………………………… 63
        1）国際疫学学会／63　2）日本疫学会／64　3）その他の学会／65
    3. 感染症の疫学 ………………………………………………………………………………… 66
        1）新病原体の記載／66　2）感染症のアウトブレイク／66　3）結核／67

　　　　4）院内感染／68　　5）その他の感染症／68　　6）広域化する食中毒／71
　4. まとめ ………………………………………………………………………………… 72

第7章　拡大期の疫学（その2）―生活習慣病とたばこ対策― 74

　1. はじめに ……………………………………………………………………………… 74
　2. がんの疫学 …………………………………………………………………………… 74
　　　　1）がんの動向／74　　2）たばこ対策／75　　3）コホート研究／78　　4）がん検診の評価／78
　3. 循環器疾患の疫学 …………………………………………………………………… 80
　　　　1）循環器疾患の動向／80　　2）国際共同研究／80　　3）循環器疾患基礎調査とその追跡／80
　　　　4）コホート研究／81
　4. その他の疾患の疫学 ………………………………………………………………… 81
　　　　1）呼吸器疾患の疫学／81　　2）糖尿病の疫学／81　　3）消化性潰瘍の疫学／82
　　　　4）難病の疫学／82　　5）産業活動と疫学／82　　6）母子保健と疫学／83
　　　　7）高齢者の健康と疫学／85　　8）放射線と疫学／86　　9）精神疾患と疫学／87
　5. まとめ ………………………………………………………………………………… 87

第8章　疫学のこれから―直面する課題と未来― 89

　1. はじめに ……………………………………………………………………………… 89
　2. 疫学の分化 …………………………………………………………………………… 90
　　　　1）臨床疫学／90　　2）環境疫学／90　　3）実験疫学／90　　4）血清疫学／91
　　　　5）野外疫学／91　　6）理論疫学／91　　7）分子疫学／91　　8）薬剤疫学／91
　　　　9）栄養疫学／92　　10）運動疫学／92　　11）社会疫学／92　　12）応用疫学／92
　3. 疫学の直面する課題 ………………………………………………………………… 93
　　　　1）病因解明への寄与／93　　2）政策決定への寄与／94　　3）健康危機管理と疫学／95
　　　　4）疫学研究と倫理／96　　5）国際貢献／96　　6）次代の疫学者の育成／96
　4. 疫学の未来 …………………………………………………………………………… 98
　　　　1）疫学の限界／98　　2）21世紀の疫学／99　　3）温故創新／99
　5. おわりに ……………………………………………………………………………… 100

文　献 102

索　引 121

第1章

疫学事始
―日本における疫学の発祥からその認知まで―

Key words 疫学の発祥　birth of epidemiology，脚気介入研究　intervention study of beri-beri，くる病調査　ricketts survey，結核の疫学　epidemiology of tuberculosis，実験疫学　experimental epidemiology

1 はじめに

疫学（epidemiology）もそのルーツを辿ると，医学の他の諸分野と同様にHippocrates（460-377BC）まで遡ることになる。疫学の語源であるepidemic（ギリシャ語のepi＝upon, demos＝peopleに由来）は彼が用いた言葉[1]であり，また彼の有名な著書の一つである「空気，水，場所について」[2]は，各地の疾病流行を彼が実際に観察して，疾病の特徴とその土地の気候，飲料水，住民の体格，衣食住の習慣などとの関連を考察したもので，これはそのまま近代疫学の考え方に通じているといってよい。

しかし，疫学が学問として体系づけられたのはそう古いことではなく，William Farr（1807-1883）の死亡率に関する研究（1839年に人口動態統計を考案した）[3]，Peter Ludwig Panum（1820-1885）のデンマーク・ファロー群島における麻疹流行の観察（1846）[4]，John Snow（1813-1858）のロンドン・ブロードストリートにおけるコレラ伝播様式についての報告（1855）[5]，William Budd（1811-1880）の腸チフス流行様式と予防方法に関する著書（1874）[6]などが現れた19世紀になってからのことである。そして，英国では他国に先駆けて1850年にロンドン疫学学会（London Epidemiological Society）[7]が設立されている。

わが国では，疫学の"疫"が"はやり病"の意味で古くから用いられていたが，今日的な意味での疫学の萌芽は江戸時代にみられている。野邊地慶三（1890-1978）によれば[8]，痘瘡，麻疹，梅毒，疥癬などは胎毒によるという唐宋の説が風靡していたこの時代に，橋本伯寿（生没年不詳）は自らの疫学的観察に基づいて断毒論（1810；文化7年＝11代将軍・徳川家斉の時代）を著わし，これらの疾患は伝染病であるとして隔離による予防法を提唱した。

同じ年に，稲村三伯（1758-1811）らが編集したオランダ語辞典「ハルマ和解」（通称・江戸ハルマ）も出版されており，"epidemische Ziekte"に"流行病"の和訳を用いている。その後，適塾の創始者である緒方洪庵（1810-1863；岡山市生まれ）はオランダの病理学書を翻訳し，「病學通論」（1849；嘉永2年＝12代将軍・徳川家慶の時代）として京都，江戸，大阪（当時は大坂）で出版した[9]。この中には，流行病の説明として"越必埿密"の字があてられ，"エピデミ"と読ませている。

しかし，わが国で近代疫学の発祥を求めるとすると，やはり西洋医学が本格的に移入された明治維新以降ということになろう。日本の医療の発端となった医制76条[*1]の公布（1874；明治7年）や内務省衛生局の設置（1875；明治8

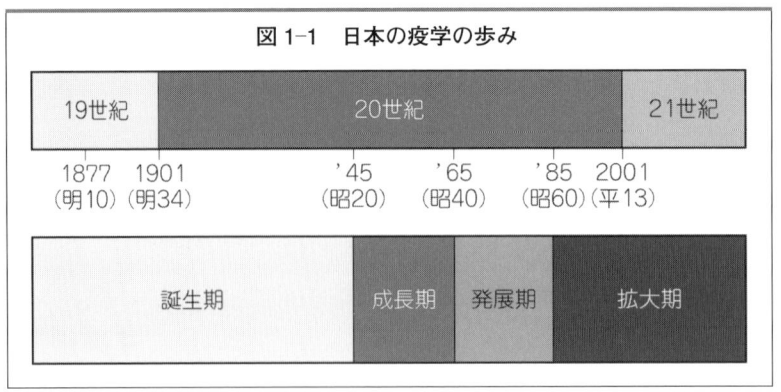

文献11)の図1より引用

年)など[10]も疫学の発祥ととれないこともないが，ここではその時点を当時大流行したコレラの罹患状況などを記載した内務省衛生局年報の発行（1877：明治10年）とした。そして，わが国における疫学の歩みを便宜上，誕生期，成長期，発展期および拡大期の4期に分ける[11]ことにした（図1-1）。

ここでいう誕生期は，1877（明治10）年より1944（昭和19）年までの67年間という長期間で，当然2ないし3分割されるべきかもしれないが，当時の疫学の普及度を考えて誕生期に一括した。わが国では主として伝染病研究時代といえるかもしれない。1945（昭和20）年以降は，20年ごとにそれぞれ1964（昭和39）年までを成長期，1965～1984（昭和40～59）年を発展期としたが，前者は成人病，公害病などの非感染症登場時代，後者は難病研究や保健サービス研究などに加えて，情報科学などの参入による疫学研究の多様化時代ということになろう。さらに，拡大期とした1985（昭和60）年より21世紀にかけての疫学研究は，分子疫学や臨床疫学などの進歩によって疫学の応用面がますます拡大されるものと予想され，いうならば疫学の応用時代である。

別のいい方で，以上の4期をそれぞれ第1，第2，第3および第4世代の疫学と呼ぶことも可能かもしれない。ここではほぼ上述した区分に従って，わが国の医療における疫学の役割を歴史的視点から紹介することにしたが，本論に入る前に疫学誕生期以前の江戸期における疫学研究の萌芽について簡単に触れておきたい。

2 江戸期の医療と疫学研究の萌芽

江戸時代[*2]に病気といえば，疝気と疫病（流行病）が代表的な2大疾病であった[12]。疝気とは腹部の激痛で，男性に多い。この頃には，鍼・灸が有効であるとされていた。疫病は"はやり病"を指し，記録では1684（貞享元）年に長崎から始まり関東へと流行した三日疫病，1693（元禄6）年の疫病などが残されている。病因は不明であるが，発疹を伴うウイルス感染症，嘔吐下痢症などの総称であったと考えられ

---

*1 医制：わが国初の医師，医療制度に関する76条の政府布告。これにより精得館は長崎大学医学部に，東京大病院は東京大学医学部と認定され，医師資格が規定された。第1～11条は衛生事務の取扱規則，第12～26条は医学教育，第27～53条は医師開業試験と免許，第54～76条は薬局開業試験と免許，薬物の取り締まりが書かれている。

*2 江戸時代：慶長8（1603）年，徳川家康（1543-1616）が征夷大将軍に任ぜられ江戸に幕府を開いてから，慶応3年（1867年）に大政奉還するまでの時代。

る。疫病には，主要治療法として黄連香薷散（おうれんこうじゅさん）などが用いられ，また麻疹に対しては葛根連翹湯（かっこんれんぎょうとう）が投与された[12]。

前述したように，甲斐（現在の山梨県）の医師，橋本伯寿は著書「断毒論」の中で痘瘡，麻疹，梅毒，疥癬などは伝染病であると述べ，蔓延予防のためには隔離が有効であるとした。また，前出の緒方洪庵は，1836（天保7）年に長崎へ遊学し，訳本「病學通論」を1849（嘉永2）年に刊行したが，それ以前の1832（天保3）年にはドイツ・ローゼの生理学書のオランダ語訳本を和訳した「人身窮理小解」を出版している[12]。

この時代，Edward Jenner（1749–1823；英）が痘瘡の予防法として1798年に牛痘種痘法[*3]を確立（最初の種痘は1796年に行われた）していた[13]。日本へはオランダ商館付医師のOtto Gottlieb Johann Mohnike（1814–1887；ドイツ人）が1848（嘉永元）年に来日し，インドネシア（当時，オランダの植民地であった）から牛痘種痘苗を輸入して1849（嘉永2）年より種痘を始めた。このモーニケ株は，その後半年で鹿児島から弘前（現在の青森県）まで普及した[12]といわれている。1850（嘉永3）年には，佐倉藩（現在の千葉県），1857（安政4）年には神田お玉ケ池にも種痘所が開設された[14]。Mohnikeは René Théophile Hyacinthe Laennec（1781–1826；フランス人）が開発（1819年）した木製筒型聴診器をわが国に初めて紹介（1850年）したことでも知られている。

なお，余談になるがこのお玉ケ池種痘所が火災で和泉橋通りに移った際の再建費用は，濱口儀兵衛[*4]（号＝梧陵：1820–1885）が寄付した

ものであった。また，ロシアに拉致された中川五郎治（次[15]とも：1768–1848）は帰国後ロシア流の牛痘法を実践し，モーニケ株に先立つ1824（文政7）年に松前藩（現在の北海道）内で実施した[12]といわれる。このほか，尾張（愛知県）の伊藤圭介（1803–1901），佐賀の牧春堂（1821–1863），伊東玄朴（1800–1871），紀伊（和歌山県）の小山肆成（しせい）（1807–1862），備前（岡山県）の難波抱節（1791–1859）らも種痘法を研究し，実施[12]している。

さらに，1822（文政5）年には虎狼痢（ころり）（コレラ）が下関港から初めて日本へ上陸したとされ，大阪，京都，沼津で流行したが，箱根以東へは達しなかった[12]という。第2次流行は1858（安政5）年に長崎港へ入港した中国からの合衆国船ミシシッピ号船員によってもたらされ，夏には江戸で大流行して約3万人が死亡したとされる。第3次流行は1862（文久2）年で，麻疹流行に続いて江戸と中山道[*5]（なかせんどう）沿いに流行が起きた。

これ以外の感染症では，結核は労咳，肺労と呼ばれ，水戸藩（現在の茨城県）藩医の本間玄調[*6]（1804–1871）が自験55例の労咳患者（10代〜69歳）の観察から，結核が伝染病であるとの記述を著書「内科秘録」（1864：文久4年）

---

*3 牛痘種痘法：Jennerは自宅庭に種痘殿堂 Temple of vaccineを建てて，各地からの照会に対応し，普及定着に努めた。それにより，種痘は欧州各地で用いられ，1802年にはインドへも伝来した。世界保健機関（WHO）は1980（昭和55）年に痘瘡根絶宣言を出し，地球上から自然発生の痘瘡がなくなったことを宣した。

*4 濱口儀兵衛：和歌山県広川町出身の実業家，社会事業家，政治家。ヤマサ醤油の長男として出生，第7代当主となる。1854（安政元）年の安政南海地震の津波に際しては，自身の田の稲むらに火を放って，村人に津波接近を知らせたという。1868（慶応4）年には紀州藩勘定奉行に抜擢され，大政奉還後は1880（明治13）年に和歌山県初代県議会議長も務めた。世界一周旅行中の1885（明治18）年に合衆国ニューヨークで客死。カラー・メゾチント技法を創始した版画家の浜口陽三（1909–2000）は子孫。

*5 中山道：東京の日本橋から群馬県，長野県，滋賀県，京都府を経て京都市三条大橋へ至る江戸時代の主要街道。宿場は東海道の53次（つぎ）より多く69次（東海道の草津，大津を含む）で，徳川幕府は1601（慶長6）年から7年間かけて整備した。総延長530km以上に及ぶ。

に残している[12]。

　それまで古くは加持祈祷，江戸時代に入ってからは漢方や鍼灸が主流となっていた日本の医療は，オランダ医学によって大変革がもたらされた。1771（明和8）年に行われた刑死者の腑分け（解剖）所見が，持参のオランダ語解剖書と見事に一致したことから，杉田玄白（1733-1817）と前野良沢（1723-1803）が中心となっていわゆる「ターヘル・アナトミア」[*7]が和訳される[16]こととなった。中川淳庵（1739-1786），石川玄常（1744-1815），桂川甫周（1715-1809）らの協力を得て，「解体新書」の題名で1774（安永3）年に刊行された。4年を要した和訳であったが，オランダ語原著の初版が1734年であったこと，また当時は鎖国中でオランダ以外の諸国の情報の多くはオランダ経由でのみ輸入されていたことを考えれば，比較的早い時期の紹介であったといえよう。

　ともかくも，「解体新書」の登場が，その後の日本の医学医療に科学性を導入したことには異論は少ないであろう。

---

*6　本間玄調：茨城県出身の蘭方医。水戸藩医・原南陽（1752-1820）に師事し，Phillip Franz von Siebold（1796-1866）や華岡青洲（1760-1835）にも学んだ後に水戸藩医となる。他に「瘍科秘録」（1837年），「続瘍科秘録」（1853年）の著書がある。

*7　ターヘル・アナトミア Ontleedkundige Tafelen：ドイツのJohann Adam Kulmus（1689-1745）の解剖学書 Anatomische Tabellen（初版1722年，第2版1732年）のオランダ語訳本（1734年）。他にラテン語，フランス語にも翻訳された。なお，ターヘル・アナトミアは俗称で，杉田玄白が翻訳にかかわる顛末を記録した「蘭学事始」（これも通称で，正しくは「蘭東事始」）の中で使用したことから広く用いられるようになった。

3　誕生期の疫学（その1　明治時代）

1）疫癘学の紹介

　明治時代に疫学を日本に紹介した一人が森林太郎（鴎外）（1862-1922）であった。森は東京大学医学部卒業後，陸軍軍医として1884（明治17）年にドイツに留学し，細菌学のRobert Koch（1843-1910）などに師事した。帰国後，軍医としては軍医総監まで位を極めたが，1889（明治22）年に「衛生都城の記」[17]と題してMax von Pettenkofer（1818-1901）の論文を訳しており，その中でドイツ語の"Epidemiologie"を"疫癘學"として紹介した。「疫癘」とは流行病，伝染病の意味である。

　この時期，疫学に関連した学会では，大日本私立衛生会が1883（明治16）年に東京で発足し，衛生事業の普及を目的に伝染病を予防する方法，衛生講習会，大日本衛生会雑誌の刊行などを行った。会務は16分野制（責任者）となり，軍陣衛生科（石黒忠悳），海上衛生科（高木兼寛），警察科（長谷川 泰）のほか，疫癘科（後藤新平）も設けられた。その後，この会が母胎となって1902（明治35）年には第1回日本連合医学会（衛生学，細菌学，伝染病学）が東京で開催された。

　また，わが国の医療の基礎となった公衆衛生行政を担う組織として，文部省に医務局が置かれたのは1873（明治6）年で，その初代局長は相良知安（1836-1906）であった。この2年後に組織が改編され，内務省衛生局が新設されたが，その初代局長には長與専斉（1838-1902）が就任した。長與は"衛生"の語[*8]を定着させたことでも知られる。相良，長與はともに蘭方医として出発して明治政府に加わり，前述の医制76条の制定に努力した。さらに，1897（明治30）年にはコレラ，赤痢，腸チフス，痘瘡，発疹チフス，猩紅熱，ジフテリア，ペストを対

象に，伝染病予防法が公布されている。この片仮名書き文語体の法律は時代とともに改正されながら，その後1999（平成11）年に「感染症の予防及び感染症の患者に対する医療に関する法律」が施行されるまで，100年以上続くことになる。

2）高木兼寛と脚気研究

　この時期における疫学研究の先覚としては，高木兼寛（1849-1920）が特筆される。現在の宮崎県に生まれた高木は，薩摩藩の藩医をめざして1866（慶応2）年に石神良策（1821-1876）の塾に学び，その後英国人医師William Willis（1837-1894）にも師事し，両人の勧めもあって英国医学を採用していた海軍に転じ，海軍病院での教官William Anderson（1842-1900）の紹介状を得て[18]，1875（明治8）年にロンドンのセント・トマス病院へ留学した。5年間の留学中勉学に精励し，Cheselden金賞，銀賞を得るなど，英本国人を凌駕する優秀な成績で1880（明治13）年に帰国し，日本人として初めて王立外科医学会員（FRCS, Fellow of the Royal College of Surgeons）に選ばれた[19]。William Cheselden（1688-1752）は18世紀の名外科医として活躍し，セント・トマス病院の教授を務めた人物である。

　帰国後，高木は海軍内でも大きな健康問題となっていた脚気の予防に取り組んだ。脚気は江戸時代から俗に「あしのけ」と称される難病で，当時来日していたオランダ人医師Pompe van Meerdervoort（1829-1908）も，日本で多くみられる病気として記述している[19]。内務省は1878（明治11）年に脚気病院を設置したが，十分な治療効果が得られない中，1882（明治15）年には廃止された。帰国後の高木は東京海軍病院院長として患者の診療に当たる中で，脚気の多さに驚き，研究を始めた。

　まず，彼は病気の原因として生活環境調査から手がけた。その中で練習艦・筑波の航海記録から，1875（明治8）年と1878（明治11）年の航海時に，外国の港で停泊している時には脚気患者が出ないのに，航海が再開されると増加してくることに気付く[20]。寄港中はパンや肉食をせざるを得ないため，食事によって脚気が予防されているとの推測を得た。これを裏付けるように，食費の多い高給取りの将校には脚気がなく，下士官，水兵，囚人と食事内容が不十分になるにつれて脚気が増えることを見いだした。このため，彼は留学中に親しんだ栄養学[*9]の知識[21]を基に，食事中の蛋白質が過少で炭水化物が過多であることが脚気の発症に強く関与していると考え，1884（明治17）年には海軍の食費支給を現物支給に変更し，主食は白米食をやめてパン，麦に改め，肉食を増やした。

　また，練習艦・龍驤が1882（明治15）年にニュージーランドから南アメリカを経てハワイへ至る航海で，乗員276人中169人（61％）の脚気患者を出し，25人が死亡した事例が報告された際には詳細な観察を行い，蛋白質が少なく，炭水化物が多い（蛋白質：炭水化物が1：20以上）と脚気が発症することを見出し，1884（明治17）年には蛋白質：炭水化物比1：17の食物を積んで，練習艦・筑波に291人を

---

*8　衛生：衛生という言葉をドイツ語のヒギーネの訳語として「荘子」から引用した創案は，長與が自身で初めて用いたと自叙伝（松香私志）に記しているが，山崎佐によれば，衛生を個人衛生の意味として養生の同義語に使用している例は古く鎌倉時代の末，正応元（1288）年に丹波行長が撰した「衛生秘要抄」にみられるという。長與はこの事実を知らず，全然無関係に考えついたのであるが，衛生の二字を日本で医学に用いた最初は長與ではないことになる。

*9　栄養学：高木は留学中にEdmund Alexander Parkes（1819-1876；英）のA manual of practical hygiene（1864年）を入手し，栄養学の重要性を認識していた。Parkesはドイツのmax von Pettenkoferに比肩される衛生学の先駆者。

表1-1 高木兼寛による脚気に対する介入研究（1882～1884年）

	航海年（暦年）	航海日数（日）	乗員（人）	脚気患者（発生率%）	死亡者（致命率%）	蛋白質：炭水化物比
龍驤艦	1882	272	276	169（61%）	25（15%）	1：20～1：27
筑波艦	1884	288	291	14（5%）	0（0%）	1：17*

文献22)～24)より著者ら改編：乗員については龍驤艦376人，筑波艦333人説もある。
*：蛋白質：炭水化物比は1：15を予定していたが，諸事情により1：17になった，と記述あり。

乗り込ませ，同じコースを航海させた（表1-1）[22)～24)]。

観察と予防方法の試行に少し時間差があり完全な研究計画ではなかったが，現代の疫学から考えれば介入研究（脚注*13参照）に相当する手法で，高く評価される[25)]。筑波は14人（5%）の脚気患者を出したが死者はなく，患者も偏食のためコンデンスミルクや肉類を摂取できなかった者であり，脚気の原因は不明であったが予防法の確立に成功した。さらに，高木は自説の確認のため犬を用いた動物実験も行っている[24)]。

これらのデータを，高木は1885（明治18）年に"脚気の原因と予防について"と題する論文[26)]にまとめて英文で発表（図1-2）しているが，この論文の冒頭の6行を訳すと次のごとくなる。

"過去4年間の各種調査結果に基づいて，脚気の原因は，健康維持に必須の，食物中における標準的窒素炭素比（1：15）を大きくはずれて，高度の窒素不足と炭水化物過剰をきたすことによると著者は結論する。その理由を次に説明する。"

という，見事な書き出しになっている。

この業績は海外での評価も高く，世界保健機関（World Health Organization：WHO）の地域拠点としてワシントンに事務所を置くPan American Health Organizationが刊行した疫学研究の重要論文[27)]の中にも，先述のPanumやSnowの論文に伍して採択され，1906（明治39）年に高木がセント・トマス病院で行った脚気予防の発表論文が疫学の歴史的業績として選ばれている。また，英国の南極地名委員会が1959（昭和34）年に南極大陸の南緯65度33分，西経64度14分の地点を高木岬（Takaki Promontory）と名付け，Christiaan Eijkman（1858-1930：オランダの生理学者でノーベル医学生理学賞の受賞者。ニワトリの脚気の観察と予防法を確立），Frederick Gowland Hopkins（1861-1947：英国の生化学者でEijkmanと共にノーベル賞を受賞。トリプトファンを発見），Elmer Verner McCollum（1879-1967：合衆国の生化学者。ビタミンA，Dを発見）らの名が冠された南極の地名の中で，ビタミン学の始祖のひとりとして長く顕彰されることとなった[28)29)]。

3）脚気の病因論争

このように，海軍では高木の説により，脚気予防のための食事改善が行われたが，一方陸軍では，陸軍衛生長官であった石黒忠悳（1845-1941）が，同門の緒方正規（1853-1919）の脚気菌の発見（1885：明治18年）を採用し，高木説に反駁した。森 林太郎ら東京大学-陸軍中枢もこれに同調し，1889（明治22）年には森は「日本兵食論大意」を発表して，白米食で脚気発症に問題はないと結論した。高木の手法では，同時に二分した対象者について介入していないため，論理的に誤りがあるとも指摘した[30)31)]。実践実学よりも学理を優先したわけで

図1-2 高木兼寛の脚気研究に対する最初の英文報告（1885：明治18年）

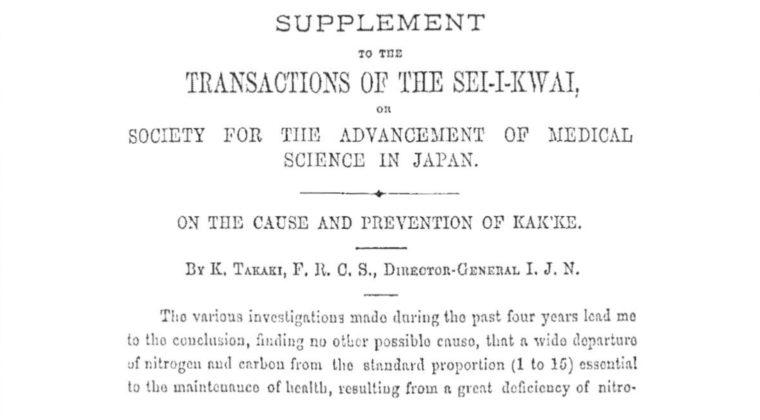

SUPPLEMENT
TO THE
TRANSACTIONS OF THE SEI-I-KWAI,
OR
SOCIETY FOR THE ADVANCEMENT OF MEDICAL SCIENCE IN JAPAN.

ON THE CAUSE AND PREVENTION OF KAK'KE.

BY K. TAKAKI, F. R. C. S., DIRECTOR-GENERAL I. J. N.

The various investigations made during the past four years lead me to the conclusion, finding no other possible cause, that a wide departure of nitrogen and carbon from the standard proportion (1 to 15) essential to the maintenance of health, resulting from a great deficiency of nitro-

ある。

一方，北里柴三郎（1853-1931）は細菌学の立場から緒方の脚気菌に懐疑的であったこと，生理学者の大沢謙二（1852-1923）は，麦飯の推奨は社会人民を混乱させると述べて石黒，森らに同調したこと，堀内利国（1843-1896）は神戸刑務所での麦食実施の経験から，陸軍内でも麦飯の効用を実践していたことなど，脚気の病因と予防法に関して様々な論争があった[30)31)]。これは近代日本初の医学論争であった[32)]。後年，軍医制度確立の功で子爵に叙せられた石黒は1924（大正13）年に脚気研究を回顧[33)]しているが，その中で高木の業績には全く言及しておらず，高木に対する強い反意がうかがわれる。

4）高木兼寛のその他の業績

高木は1881（明治14）年，成医会講習所を開設して医学教育を開始した。翌年には，有志共立東京病院を開院した。その後，時の明治皇后から「慈恵」の名をいただき，それぞれ現在の東京慈恵会医科大学と慈恵医大附属病院の前身となった[19)]。これには盟友・松山棟庵（1839-1919：和歌山県出身の蘭方医で，後の日本医師会の創設などに尽力）の協力も大きかった。

また，篤志家からの寄付を得て，2年コースの有志東京共立病院看護婦養成所を1884（明治17）年に設立した[34)]。

これは，セント・トマス病院留学中に知ったナイチンゲール看護学校[*10]の教育機能を導入したもので，現在の東京慈恵会医科大学医学部看護学科へと続く歴史の始まりであった。高木は，日本初の看護留学生として，那須セイと林ヨシネを1887（明治20）年にナイチンゲール看護学校へ派遣し，帰国後は養成所で看護師教育に当たらせた。

医学研究の組織としては成医会を設立し，当時ドイツ医学の影響で患者を研究素材と見なす風潮に反対し，患者のための医学を目指した[35)]。早くも1881（明治14）年には英文医学誌 Sei-I-Kwai Medical Journal を刊行し，海外へも情報発信に努めた[36)]。このように，高木は実験医学，医療から医療スタッフ教育，公衆

---

*10 ナイチンゲール看護学校：英国の看護師で統計学者でもあった Florence Nightingale（1820-1910）が1860年にセント・トマス病院内に設立した。クリミア戦争への従軍経験から，質の高い看護師養成が必要だと考えた彼女は系統的な看護教育を行うため，専従の教官を揃え，看護学生に生活費を補償するなど，厚遇した。同校は，1996年以降はロンドン大学看護学部へ移管された。

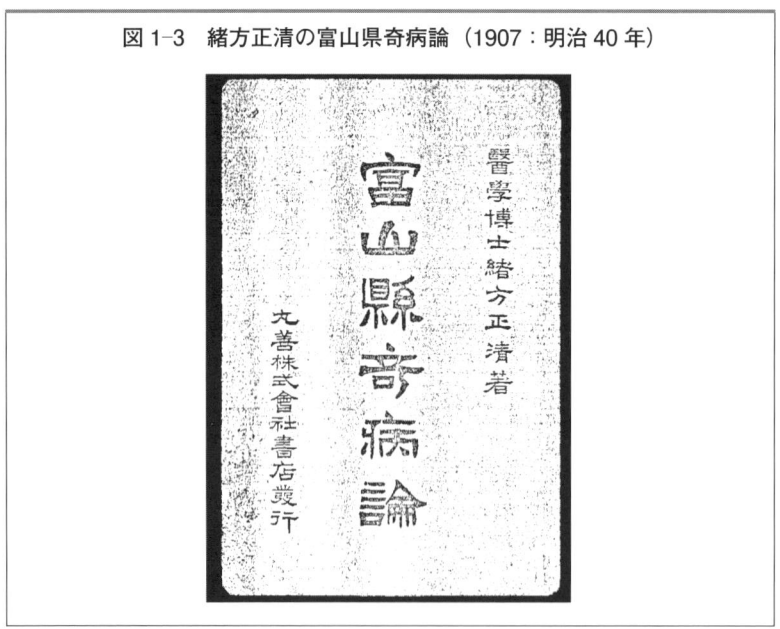

図 1-3 緒方正清の富山県奇病論（1907：明治 40 年）

衛生まで，幅広い領域で多くの業績を残している。

5）緒方正清と富山県奇病論

　この頃，産婦人科学の緒方正清（1864-1919）が 1906（明治 39）年に私費で富山県氷見地域のくる病実態調査を行い，翌年「富山県奇病論」[37]（図 1-3）を出版して詳細な記述疫学（後述の脚注*11 参照）を報告している。この報告書は 600 ページを越す大著で，例えばその第 5 章は「本病が地方病性に蔓延する原因」と題して，地勢関係，気候的関係（気温，気圧，風位・風速，湿度，降水・降雪量，日照時間），住居，家屋，その他衛生関係（職業，風俗，習慣，本病多発時期）などについて詳述している。因みに，緒方正清は大阪緒方病院産科婦人科長などを務め，前述した緒方洪庵の四女夫婦の養子として縁組みされている。

6）藤浪 鑑とがんの疫学研究

　1908（明治 41）年には，癌研究協議会が設立されている。病理学者・藤浪 鑑（ふじなみ あきら）（1870-1934）の発がんと生活環境要因の生態学的な研究も，1900 年頃から始まったとみられる。

4　誕生期の疫学（その 2 大正時代と昭和時代前期）

1）疫病学と疫理学

　医史学の先駆者であった冨士川 游（1865-1940：広島県出身の医学者で日本医史学会を設立）は，1912（大正元）年に Epidemiologie に対して疫病学の訳を提案[38]した。森の疫癘學とほぼ同じ考え方であった。一方，前出の野邊地はその著「疫學総論」[8]の中で，「また大内は疫理学という呼称を提唱した」と述べているが，出典が示されていないため，この大内がだれであるか，当時の伝染病研究者の中から該当者を探すと，慈恵会医大の卒業医で，「腸チフス菌の研究」で学位を得てシンガポールで開業し，のち台北帝大教授や同大熱帯医学研究所次長を務めた熱帯医学の研究者である大内 恒（おおうち つね）（1888-1956）が浮かんだ。大内はその著書「熱帯の生活事典」[39]の中で「人類間の悪疫流行は

Epidemieと称するが，動物間の流行はEpizodieと申していて，ペストのごときはエピツォディーがエピデミーに先行する」と書いているが，疫理学については触れていない。

この時期，疫理学の用例として佐藤 正（1891-1951）による結核の疫学報告[40]がある。この論文では，結核全国調査結果などを根拠に，都市部と郡部の結核蔓延状況の比較などを詳細に行い，必要な予防対策にも言及した好論文となっている。佐藤は長野県出身で当時の東京帝国大学医学部卒業後，内務技官，厚生技官として活躍し，主に結核対策に取り組んだ。戦後は結核予防のための厚生協会の設立（1948：昭和23年）にも尽力し，のち日赤病院長を務めた。佐藤は，上述した結核の疫学（疫理学）報告以降は自著でも「疫学」の語を用いており，1930年頃には疫学の用法が定着しつつあったことがうかがわれる。

2）疫学研究室の誕生

1930（昭和5）年には，東京帝国大学伝染病研究所内に野邊地慶三を主任とする疫学研究室が設置された。わが国の公的機関に疫学の名称をもつ施設が誕生した最初であるが，その後この研究室は1938（昭和13）年以降は新設の公衆衛生院（のち1949年から国立公衆衛生院と改称）の疫学部（初代部長：野邊地）として組織替えされ，現在の国立保健医療科学院疫学部へと引き継がれている。

5 まとめ

今日の疫学は，学問としての体系をほぼ完成しているといってよい。すなわち，人間集団に発生するあらゆる種類の健康問題を対象に，発生状況の把握（記述疫学[*11]），発生要因の解明（分析疫学[*12]）および因果関係の確立（実験疫学：介入研究[*13]）を目指しており，これによっ

---

*11 記述疫学（descriptive epidemiology）：対象集団における健康問題の発生や蔓延の状況を記述することを目的としており，時間（time），場所（place），人（person）の属性に従って観察される。例えば，時間的には断面調査，縦断調査など，場所的には全国調査，地域調査など，人の属性別には性・年齢別や人種，職域別調査などがある。記述疫学はすべての疫学の基本となるものである。

*12 分析疫学（analytical epidemiology）：対象集団における疾病異常の発生要因把握を目的としており，方法的には症例対照研究（case control study）と要因対照研究（factor control study）がある。前者は，ある疾病異常をもつ人の群ともたない適切な対照群について，ある要因（属性）の頻度や量を比較することにより，その要因と疾病異常との間の関連性を検討する方法で，既に発生した患者を過去に振り返って調査することから，時間的には後向き研究（retrospective study）である。後者は，ある要因をもつ人の群ともたない適切な対照群について，ある疾病異常の発生状況を比較することにより，その要因と疾病異常との間の関連性を検討する方法で，時間的には前向き研究（prospective study）である。この場合，同一の固定集団を前向きに追跡調査することから，（前向き）コホート研究（〔prospective〕cohort study）と呼ばれる。

要因対照研究では，過去の時点で把握されたある要因をもつ人の群ともたない適切な対照群について，現在までの疾病異常発生状況を比較することがあるが，この場合は後向きコホート研究（retrospective cohort study）ということになる。単にコホート研究といえば，通常は前向きの場合を指す。なお，コホート研究で得られた症例と，同じコホートから選んだ対照者について行う症例対照研究を，コホート内症例対照研究（nested case control study）という。また，人の集団を単位に疾病異常の発生状況と各種要因との間の関連性を検討する研究は，生態学的研究（ecological study）あるいは地域相関研究（correlation study）である。

*13 実験疫学（experimental epidemiology），介入研究（intervention study）：実験疫学とは，分析疫学によって明らかとなった疾病異常の発生要因が，果たしてその疾病異常の発生と因果関係にあるかどうかを確認するために行う研究で，もともとはラットやマウスのような実験動物のコロニー（群落）を用いた実験的研究を意味していた。しかし，人を対象とする場合，実験という言葉には非倫理的なニュアンスが含まれるため，介入研究という表現が多く用いられるようになった。この場合，介入するのは被検者（被験者）に不利益をもたらさないと予想される因子に限るべきであり，事前の十分なインフォームド・コンセントが求められる。

て予防対策の樹立とその実現に貢献することを目的とする．しかし，今日の疫学もはじめからこのような体系があって疾病予防に役立ってきたわけではなく，逆に疾病予防の研究を通じて現在までに育て上げられてきたといった方が適切である．

もともと疫学は，伝染病の流行を研究する学問であり，世界的にみると20世紀初頭まではもっぱら急性伝染病の流行研究が中心となっていた．当時，欧米ではすでに猖獗を極めていた結核に，急性伝染病の流行（主として集団発生）を対象としていた疫学の手法を適用するには，かなりの発想の転換が必要だったことは確かなようで，今日では近代疫学の開拓者の一人とされている John Brownlee（1868-1927）[41]や Wade Hampton Frost（1880-1938）[42] らによって，結核のような慢性疾患で常時に発生している場合でも，流行と考えて疫学研究の対象とするとされたのである．

結核の疫学研究は，やがてそれまでの疾病発生原因観の主流であった病原体万能説を脱却して，近代疫学のいう多要因原因説（multifactorial causation theory）への発展のきっかけとなる．Charles-Edward Amory Winslow（1877-1957）のいう「結核菌は結核症の原因の一つに過ぎない」という言葉[43] にそれがよく象徴されている．

わが国の疫学誕生期は，結核を含めて伝染病全盛時代が継続していた時期で，明治時代のコレラ流行を筆頭に，発疹チフス流行（1914：大正3年）やスペイン風邪[*14]大流行（1919：大正8年），また13,000人以上の罹患者で赤痢水系流行の世界記録となった福岡県大牟田市での赤痢大流行（1937：昭和12年）などが特筆されている．この時期に疫学の名称を用いた研究の対象は伝染病に限られているといってよく，その目的は流行機序の解明にあった．ハツカネズミ村（Mäusendorf）を用いた実験疫学[44)45]が行われたのもこの時期の特徴といえよう．

疫癘學，疫病学，疫理学などの訳語が提案されてきた epidemiology も，1943（昭和18）年に日本医学会医学用語委員会が"疫学"と"流行病学"を選定して以来，わが国で普及しているのは"疫学"の方であり，因みに中華人民共和国では"流行病学"が用いられている．今にして思えば，"疫理学"の方が epidemiology の内容をより適切に表わしており，特に誕生期の疫学にしばしばみられたような，単なる統計的観察を疫学と呼ぶ過ちを犯さなかったかもしれない．上述したように，高木や緒方正清らによる疫学分野の先駆的な業績があったとしても，誕生期における日本の疫学がまだ十分に市民権を得ていなかったことは事実で，わが国で疫学の名称を持つ公的施設が，1960（昭和35）年頃までは前述の公衆衛生院疫学部のみであったことからも推察されよう．

疫学誕生期における日本の医療は，西洋医学の導入によって急速な近代化が図られたが，医療従事者の充実や医療施設の整備はまだ不十分であり，当時頻繁に流行した各種急性伝染病や結核などへの対応に忙殺されていた時期ということができよう．疫学は，これら流行病の実態把握や予防対策樹立の面で日本の医療に貢献したが，当時の疫学の普及度からいってこれらの貢献も限定されたものであった．

---

*14 スペイン風邪：新型インフルエンザA（H_1N_1）により世界的に流行した．初発は1918年3月のシカゴで，ヨーロッパ戦線において流行した．戦争中の情報統制によりスペイン王室での流行だけが報道されたため，スペイン風邪の通称となった．日本へは1919年に流行が拡大し，全世界では6億人が感染して4,000万人が死亡したと推定されている．

第 2 章

日本の疫学誕生期（後期）
―感染症の疫学と初期の疫学公衆衛生研究―

Key words ▶ 感染症の疫学　epidemiology of infectious diseases, がんの地理病理学　geographical pathology of cancer, 循環器疾患の疫学　epidemiology of cardiovascular diseases, 疫学研究施設　research facilities on epidemiology

1 はじめに

　第1章では，江戸期から昭和前期の疫学研究について紹介し，術語としての疫学の定着までを辿った。第2章では誕生期（1877〜1944：明治10〜昭和19年）の疫学の中から，その後期に重点を置いて述べることにする。この時代の医学・医療を総括すると，1897（明治30）年に伝染病予防法が施行されたことからも分かるように，急性伝染病と結核による死亡をいかに減らし有効な治療法を確立できるかが急務とされた時代であったといえよう。

　わが国の官製医学は明治期にドイツ医学となったが，研究者の中には高木兼寛（英国セント・トマス病院），野邊地慶三（合衆国ハーバード大学公衆衛生大学院），草間良男（合衆国スタンフォード大学卒→帰国後，慶應義塾大学医学部・衛生学公衆衛生学初代教授），原島　進（合衆国ジョンズ・ホプキンス大学→帰国後，慶應義塾大学医学部・衛生学公衆衛生学2代教授），吉岡博人（合衆国ジョンズ・ホプキンス大学→帰国後，東京女子医科大学・衛生学教授，同大学長を歴任）など英語圏への留学者もおり，第1章で紹介したように，高木，緒方正清らの先駆的業績とも相まって，疫学研究の素地はできつつあった。行政体制上も戸籍法が1898（明治31）年に制定され，翌年1月1日から今日に続く人口動態の基礎資料となる人口動態統計が取られるようになった。

2 感染症の疫学

1）病原体の発見

　19世紀の終わりから細菌学，寄生虫学の発展に伴い，第2次世界大戦までの時期には，感染症の病原体検出が相次いだ（表2-1）[1)〜4)]。研究者も専門の細菌学者，内科臨床医だけでなく，病理学者なども参入し，病因解明の50年が始まった。1897（明治30）年の志賀　潔（1870-1957：のちに慶應義塾大学医学部・細菌学教授，医学部長などを歴任）による赤痢菌の発見[1)2)]や1904（明治37）年の桂田富士郎（1867-1946：岡山医専初代病理学教授。山梨県内のネコから吸虫を発見した）による日本住血吸虫の記載[3)〜5)]，同年の藤浪　鑑（1870-1934：京都大学病理学初代教授。日本住血吸虫の発生機序の解明により帝国学士院賞を受賞）と吉田龍蔵（1874-1940）による日本住血吸虫症死亡例の報告[3)4)6)]に始まり，1941（昭和16）年の山口左仲（1894-1976）による日本顎口虫の記載[3)7)]に至るまで，枚挙に暇ない状況であった。

表 2-1 感染症病原体の発見史（～1944 年）

年次（元号）	発見者・研究者	感染症病原体	文献・資料
1889（明治 22）	北里柴三郎	破傷風菌（純粋培養に成功）	1)
1894（明治 27）	北里柴三郎	ペスト菌*	1)
1897（明治 30）	志賀 潔	赤痢菌**	1) 2)
1904（明治 37）	桂田富士郎	日本住血吸虫	3) 4) 5)
	藤浪 鑑・吉田龍蔵	日本住血吸虫による死亡例剖検	3) 5) 6)
1905（明治 38）	飯島 魁	芽殖孤虫	3) 4) 5)
1911（明治 44）	横川 定	横川吸虫	3) 4) 5)
1913（大正 2）	神保孝太郎	東洋毛様線虫	3) 7)
1915（大正 4）	恩地与策・西尾恒敬	有害異形吸虫	3) 4) 5)
	稲田龍吉・井戸 泰	ワイル病レプトスピラ	8)
	二木謙三	鼠咬症スピロヘータ	9)
1920（大正 9）	林 直助	ツツガムシ病リケッチア	10)
1925（大正 14）	大原八郎	野兎病菌	11) 12)
1926（大正 15）	浅田順一	浅田棘口吸虫	3) 13)
1939（昭和 14）	宮崎一郎	大平肺吸虫	3) 4) 5)
1941（昭和 16）	山口左仲	日本顎口虫	3) 7)

文献 1)-13) より著者ら編集

*：北里のペスト菌発見速報（The bacillus of bubonic plague. Lancet 1894; 2: 428-30）では，菌の染色性などに問題があり，日本国内でも同時発見者である Alexandre Jean-Emil Yersin（1863-1943：フランス植民地軍の海軍軍医でスイス人。サイゴンの Pasteur 研究所から香港に派遣されていた）のペスト菌（Annales de L'Institut Pasteur. Journal de Microbiologie 1894; 8: 662-7）の方が正しいとされたが，その後の精査で北里の発見に"少しのゆるぎもない"（高野六郎．北里柴三郎．東京：日本書房，1959.）といわれている。また，北里研究所の秦 佐八郎（梅毒治療薬・サルバルサンの開発者）は，1901（明治 34）年に和歌山県湯浅町で発生したペスト大流行に際し，当地に長期滞在し，防疫の指揮にあたっている。

**：赤痢菌の学名 *Shigella* は志賀の名にちなむ。

　この中では，日本住血吸虫症とツツガムシ病をめぐる研究が特筆される。日本住血吸虫は，ミヤイリガイ（1913 年，宮入慶之助が感染経路を解明）を中間宿主に，佐賀県内，広島県内（地名を取って片山病と呼ばれた），岡山県内，山梨県内などで風土病として 19 世紀以前から知られていた。感染者の典型例では，急性期には発熱，血性下痢をきたし，最終的には吸虫による肝硬変により肝脾腫大を示し，いわゆるだるま型の腹部膨隆に至る。日本国内ではミヤイリガイの駆除，上下水道の整備，農業水路のコンクリート化，農作業時の長靴着用の励行などの長期間に及ぶ地道な対策により過去の病気となっているが，中国（揚子江流域），フィリピン（レイテ島など），インドネシア（スラウェシ島）など，日本以外でも感染地域が知られて

いる。桂田[14)15)]が吸虫を記載する一方，同じ年に藤浪・吉田が死亡例の剖検により，門脈に寄生していた虫体を見いだし，病因が解明された。

ツツガムシ病については，表2-1では辻[3)]にならい林 直助（1871-1953）をリケッチアの原記載者としたが，緒方規雄[16)17)]は自身が1927年に発表した *R. tsutsugamushi* に先取権ありとの異論を述べている。ツツガムシ病は古来，ケダニの病，恙の病などとして新潟県，秋田県，山形県などの河川流域で風土病として知られており，「断毒論」の橋本伯寿（第1章参照）も既に江戸時代に記述している[18)～21)]。これは古典的ツツガムシ病と呼ばれ，主に夏期にアカツツガムシが媒介する。1960年頃から減少に転じたが，1980年頃よりタテツツガムシ，フトゲツツガムシが媒介する新型ツツガムシ病が優勢となっている。国外でもロシア，パキスタン，インド，インドネシア，オーストラリアなどから報告がある。病理学者であった林は京都大学において藤浪のもとで研究後，愛知医専（後の名古屋大学医学部）の病理学初代教授を務めた。ツツガムシ病については1906（明治39）年以降，その病態解明と治療法予防法の確立をめざした研究を継続したが，後半生は流行地の新潟県黒條村に居を移し，その地で没するまでツツガムシ病研究に生涯を捧げた[22)23)]。

2）感染症をめぐる疫学

●感染経路の解明と治療法の開発

この時期は，感染経路の解明と治療が急務であり，1892（明治25）年に伝染病研究所を設立した北里柴三郎（1853-1931）らの破傷風血清療法[24)]，ジフテリア血清療法[24)]，野口英世（1876-1928）による脊髄癆・進行性麻痺患者からの梅毒スピロヘータ[*1]の証明[25)]，秦 佐八郎（1873-1938）によるサルバルサン（梅毒治療薬）の開発[9)]などの成果があげられた。

しかし，今日的な意味の疫学研究は少なく，わずかに稲田・井戸によるワイル病に関する論文[8)26)]が，予防まで含めた総合的な記述を行っており，一部にはノーベル賞に相当する業績であると推す声もあったという。また，第1章のまとめの中で紹介したが，福留 勇（1908-1980）はネズミを用いたチフスの実験疫学を行っている。

●実験疫学

実験疫学とは第1章の脚注[*13]でも述べたが，野邊地[27)]の定義によると「ハツカネズミの集団などに実験的に起こした感染症の流行について，その消長の観察や予防接種，栄養状態などの影響の観察を行うこと」としている。また，John M Last が編集した A dictionary of epidemiology（4th ed）では "To epidemiologists in the 1920s, it meant the study of epidemics among colonies of experimental animals such as rats and mice."（1920年代の疫学者達にとって，この用語はラットやマウスのような実験動物のコロニー内における流行研究を意味した。）と記述[28)]されている。当時英国では，細菌学者の William Whiteman Carlton Topley（1886-1944）がロンドン大学衛生学部で疫学者 Major Greenwood（1880-1949），統計学者 Austin Bradford Hill（1897-1991）らと共同で1920年代から実験疫学を行っていた[29)]。福留の研究は，1936（昭和11）年に論文が発表されており，まさにこのような実験疫学の日本における先駆であった。

●結核の疫学研究

重松[30)]は，佐藤 正（第1章で紹介）による

---

*1　梅毒スピロヘータ：梅毒は，トレポネーマ属に分類される梅毒トレポネーマによる性感染症であることは既知であったが，中枢神経系での病原体の所在を明らかにしたのは野口が最初である。

農村結核の論文に，分析疫学の萌芽があるとした。これは当時，内務省技師として結核対策を行っていた佐藤が，第6回日本結核病学会の特別講演として行ったもので，都市部における結核対策だけでなく，郡部へ戻って療養する者からの感染の連鎖が起きることを指摘した総説であった。この日本結核病学会は北里柴三郎を初代会長に1923（大正12）年に発足し，同年には学会誌「結核」の第1巻第1号が刊行されている[31]。また，細田[32]は1920～1950年の結核疫学研究史をまとめ，ツベルクリン反応（ツ反）の標準化，ツ反陽転者の追跡研究，ツ反陽転者に対するイソニアジド，パラアミノサリチル酸（PAS）による化学予防などに特筆すべき業績があったことを紹介している。

ツ反標準化には，野邊地ら[33]～[35]がツ反液と測定方法の標準化を提案し，発赤長径による測定が誤差の少ないことを示した。ツ反陽転者の追跡では，病理学者の岡 治道（1891-1978：結核予防会結核研究所，東大教授，国鉄中央保健管理所などで結核研究を推進）が，海軍兵士の病理所見から結核初感染発病論を唱え[36]，有馬らも軍隊新兵からの胸膜炎発症を観察していた[37]。職域における追跡では，国鉄中央保健管理所[*2]の千葉保之（1908-1998：結核のほか，サルコイドーシス，じん肺などの呼吸器疾患の疫学と臨床で活躍）ら[38]が岡の指導を得て1939（昭和14）年から鉄道員10万人を6年間追跡し，BCG未接種者集団から陽転後1年以内に16％に胸部X線写真で感染巣を認めた。

これらの研究資料は，千葉が戦火の中を自分でリュックサックに入れて保管し，戦後に英文抄録付きで公表されたとのエピソードも伝わっている。抗結核薬による化学予防では，1951（昭和26）年以降，ツ反陰性者を2群に割り付け，プラセボ群10.2％の発病率に対し，PAS投与群からは3.4％と良好な予防効果を得た[32][39]。この成果は，1955（昭和30）年から全国鉄と警視庁で導入され，結核予防に効果をあげた。

このように，わが国の感染症研究の中で結核の疫学研究が先んじていたが，1935（昭和10）年に開催された第13回結核病学会総会では，早くも学会演題区分に「疫学および統計」が用いられている[30][40]。

● **感染症の流行**

一方，この時期にも種々の感染症の大流行は繰り返され，1910（明治43）年には石原 修による女工[*3]の結核実態調査が行われた[11]。石原[41]は1923（大正12）年に刊行した単行本「勞働衛生」の中でも第13章を"女工と結核"にあて，未成年の女工が劣悪な労働環境で職工（織工）として寄宿生活しながら働かされ，工場や退職帰省後に故郷で結核を発症する実態を明らかにした（表2-2）。

また，発疹チフス（1914：大正3年），ペスト（1914年），インフルエンザ（スペイン風邪＝1918年；1927年；1931年）[42]，コレラ（1922：大正11年），嗜眠性脳炎[*4]（1929：昭和4年），流行性脳炎（1933：昭和8年），赤痢（川崎市＝1935年；大牟田市＝1937年）など，

[*2] 国鉄中央保健管理所：1939（昭和14）年，東京鉄道局保健課内に設置され，国鉄職員の結核管理のため拡充された。産業疫学の実践機関として，現在はJR東日本中央保健管理所として機能している。

[*3] 女工：その後，細井和喜蔵（1897-1925）が「女工哀史」（改造社刊，1925年）を発表し，自身の職工（織工）体験を重ねた労働実態のルポルタージュとして広く読まれた。

[*4] 嗜眠性脳炎：戦前，インフルエンザ流行期に，世界的にみられた脳炎。ウイルス性脳炎が疑われているが，病原体は検出されていない。オーストリアの神経科医 Constantin von Economo（1876-1931）が1917年に報告。エコノモ型脳炎，A型脳炎とも呼ばれる。

表2-2 石原 修による女工と結核研究（私立繊維工業従事者：1910年）

	総数	生糸	紡績	織物	その他
従事者数	371,432	178,877	66,766	112,990	12,799
16〜19歳割合（％）	65	88	51	55	64
労働時間	—	13〜15	12	14〜16	欠損
夜間交替勤務	—	なし	あり	なし	なし
調査工場数	66	14	41	5	6
勤続1年以内（％）	36	23	42	47	33
寄宿女工（％）	62	86	50	54	60
出稼ぎ（％）*	34	42	35	23	28
肺結核発症による解雇（％）**	14	3	23	20	11
肺結核疑いによる解雇（％）**	20	5	27	38	11
脚気発症による解雇（％）**	7	4	2	11	11
在勤中の死亡率（千対）**	9	11	9	3	12
寄宿者の死亡率（千対）**	13	11	13	16	13
在勤中の結核死亡（対総死亡％）**	39	35	64	33	33
帰省後の死亡率（千対）**	31	20	63	24	15
帰省後の結核死亡（対総死亡％）***	70	71	72	65	66

文献41）より著者ら改編
*：28府県調査による（府は大阪府＝堺市のみ；1910年）
**：1906〜1908年の平均
***：1910年調査（結核疑い含む）

日本各地で種々の感染症の集団発生が続発している[40]。当時は汚染された水道水を介した感染症の流行もまれではなく，大牟田市の赤痢事例では，患者数13,266人を記録[43]し，世界最大規模の流行となった。

当時最重要の感染症であった結核については，1918（大正7）年に人口10万対300近くと歴史上のピークを示し，戦後も高い死亡率が持続していた[44)45)]。このため，1919（大正8）年には伝染病予防法とは別に結核予防法が制定[11]されていたが，1951（昭和26）年から早期発見方策を強化し，すべての国民が毎年，胸部X線撮影を受けることを規定した全面改正法が施行された。島尾[46]の区分に従えば，結核死亡統計が始まって以来，1918（大正7）年までが第1期流行で若い女性織工が主な被害者となり，1919（大正8）年以降1930（昭和5）年頃までが第2期流行，それ以降は戦局の悪化とともに兵役についた男性を中心とした第3期流行，戦後の第4期流行へと続いていく。これに対して，戦前の結核治療法は根治術がなく療養所における大気安静療法が主体で，戦中には

表 2-3 発がんに関連した研究史 (～1944 年)

年次（元号）	発見者・研究者	業績	文献・資料
1908（明治 41）	藤浪 鑑・稲本亀五郎	家禽肉腫	49) 50)
1915（大正 4）	山極勝三郎・市川厚一	タールがん	49)–52)
1920（大正 9）	佐々木隆興	アゾ染料による発がん	49) 50)
1932（昭和 7）	近松寅三	たばこやにによる人工がん	53) 54)
1935（昭和 10）	吉田富三	トルエンによる肝がん	49) 50)
1936（昭和 11）	黒田 静・川畑是辰	石炭熱分解ガスによる肺がん	55)
1940（昭和 15）	西村幾男	アニリン色素による膀胱がん	56)

文献 49)–56) より著者ら編集

外科治療法が，戦後ようやく化学治療薬が登場してくる[47]。

3 藤浪 鑑とがん研究

1）発がん物質に関する研究

英国の外科医 Percival Pott（1714-1788）は，煙突掃除人が後年，陰嚢がんを発生することを観察し，1775 年に報告して清掃作業中に繰り返し煤に曝露したためであることを示唆した[48]。その後，病理学の発達とともに発がんに関する知見が蓄積され，ドイツの Rudolf Virchow（1821-1902）は 1871 年に正常細胞が何らかの外的刺激によってがん化するとの刺激説を唱えた[49]。わが国でも，1915（大正 4）年に病理学者の山極勝三郎（1863-1930：ドイツ留学で Virchow に師事し，帰国後は東大病理学教授）と市川厚一（1888-1948）がウサギを用いたタールがん（耳にコールタールを反復塗布し，151 日目に皮膚がんを発生させた。1926 年のノーベル賞候補）作成に成功している[50)～52)]。

続いて 1920（大正 9）年の佐々木隆興（1878-1966：1940 年に医学界初の文化勲章を受章）によるアゾ染料と発がん，1935（昭和 10）年の吉田富三（1903-1973）によるトルエンと発がん研究（動物肝がん）などが，世界レベルの業績として知られている[49)50)]。また，先述の藤浪 鑑は 1908（明治 41）年に移植可能な家鶏肉腫[*5]を発見し，動物の腫瘍に感染性を示すものがあることを明らかにした[49)50)]。戦前の発がんに関連した業績[49)～56)]を表 2-3 に示す。早くもたばこを用いた人工発がん研究が行われた（近松）こと，産業保健分野からの職業がんの知見が示されたことが注目される。

2）地理病理学的研究

京都大学で日本住血吸虫や家鶏肉腫の研究を行っていた藤浪は，第 1 章で触れたように 1900 年頃から環境要因と発がんの関連について調査を始めていた[49]。これは，藤浪が欧州留学中にスイスで発足したばかりの地理病理学会の会員となっており，がん発症の地理変異に興

---

*5 家鶏肉腫：藤浪 鑑が，稲本亀五郎とともに実験した。その後，藤浪肉腫からはがん遺伝子が分離されており，Peyton Rous（1879-1970：1911 年に肉腫からウイルスを分離し，1966 年にノーベル医学生理学賞を受賞）のニワトリ肉腫と同質の発見であった。

味を持っていたことがきっかけとなっていたのかもしれない。藤浪は京都府，滋賀県などで裁判所の許可を得て過去10年間の死亡診断書を閲覧し，市町村別にがんの種類，家族集積性，患者の体型，地勢要因（山，川，土壌，海抜など），気候要因（寒暖，降水量，湿度），産業・職業，個人の生活習慣（食生活，飲酒，嗜好，風俗など）を比較した記述疫学をまとめた。

また，香川県と奈良県でも同様の研究を行い，1929（昭和4）年には日本病理学会で調査成績を総括して，個人の素因のうえに環境要因，生活習慣が関与し，それぞれの地域特有のがん感受性を形成すると結論した[57]。藤浪に学んだ林 直助[58]（前述のツツガムシ病研究者）は，1915～1936（大正4～昭和11）年に愛知県など中部北陸8県のがんについて，藤浪の方法を用いて追加調査した。がん死亡率は人口10万対69，総死亡に占める割合は3％，部位別には胃がんが53％と最も多いことなどを報告した。

これらの知見は，当時の医学水準から考えても世界的にみて非常に優れたものであったが，まだわが国の医学統計学が未成熟であったため，年齢調整など人口構成の異なる集団を比較する際の問題点は解決されていなかった[49]。瀬木三雄が世界人口を提唱し，相互比較のための規準を示したのは戦後1955（昭和30）年のことであった。

4　その他の領域の研究

1）循環器疾患

日本医学会は1890（明治23）年が最初の集まりであったとされる[59]。その医学会で最初に「脳卒中」の語が使われたのは1938（昭和13）年の第10回総会の時で，宿題報告が行われている。わが国で脳卒中が系統的に論じられたのは，慶應義塾大学の西野忠次郎（1878-1961：山形県生まれの内科医。1950～1959年に日本内科学会理事長）教授が1941（昭和16）年に日本学術振興会第43小委員会として行った「脳溢血総合研究」であったと思われる。西野[60][61]は戦前―戦後の窮乏期に研究を続け，1950（昭和25）年には「脳溢血」として報告書が刊行されている[59]。

また当時，心疾患では感染性の心内膜炎や心弁膜症が主であり，わが国において心筋梗塞を初めて学術論文としたのは，先述の稲田龍吉（ワイル病の研究）であるという。1932（昭和7）年に出版された狭心症の総説の中に，症例報告として組み込まれた形で紹介された[62]。しかし，扱いとしてはまだまれな疾患であり，疫学研究も行われていなかった。第1回日本循環器学会が開催されたのは1936（昭和11）年であった[62]。

一方，これらの疾患の共通リスクである高血圧に関しては，この時期の研究は少なく，次の疫学研究成長期（1945～1964年）に理解が深まっていった[63]。

2）脚気

明治，大正と猖獗を極めた脚気は，高木の介入研究により，原因不明のまま予防法は確立した[64]。このため兵食を改良した海軍では，1883（明治16）年までは毎年1,000人を超える脚気患者がいたが，1884（明治17）年には718人，1885（明治18）年には41人，1886（明治19）年には3人と急速に改善され，以後も100人以内で推移[65]している。対照的に陸軍では，1885（明治18）年までは年間患者数は6,000人を超えて全兵員の15～38％に達する状況で，1886（明治19）年以降は統計が「脚気のために仕事を免除された兵」に変更されたため，みかけの数字は減少しているが，なお全兵員の3～4％と，海軍の100倍以上の有病状況が続い

表 2-4 主なビタミンと発見者・代表的な欠乏症

年次	ビタミン名	発見者	化学名	欠乏症	備考
1918	A	McCollum EV	―	夜盲症	高橋克己（1923）も抽出
1926	B_1	Jansen BCP	チアミン	脚気	鈴木のオリザニン（1910）と同一
1932	B_2	Kuhn RJ	リボフラビン	口内炎など	
1937	B_3	Funk C	ナイアシン	ペラグラ	別名 B_5 とも呼ばれた
1935	B_6	Szent-Györgyi A	ピリドキシン	口内炎・皮膚炎など	
1948	B_{12}	Rickes & Smith	シアノコバラミン	悪性貧血	
1919	C	Drummond JC	アスコルビン酸	壊血病	
1922	D	McCollum EV	―	くる病	
1920	E	Mattil & Conklin	トコフェロール	未知	おそらく欠乏症は存在しない
1931	H	Szent-Gyorgyi A	ビオチン	皮膚炎	B 複合体に区分 補酵素 R とも
1934	K	Dam	―	出血傾向	
1939	M	Day	葉酸	造血機能不全	B 複合体に区分
1945	CoA	Lipmann FA	パントテン酸	未知	補酵素

文献 67)-70) より著者ら編集（発見年次・発見者には異説もある）

ていた[65]。

これに対して，国民の脚気死亡数は内務省の死亡統計などからみると，1923（大正 12）年には 26,796 人に達し，1938（昭和 13）年の 12,712 人まで，毎年 1 万人を超える状況が続いていた。高木による予防法，鈴木梅太郎（1874-1943）によるオリザニン（のちにビタミン B_1 と同一物質であることが判明）の発見（1910：明治 43 年）[66] も，国民の脚気死亡の減少にはまだ直結していなかった。

また，1912 年にオランダの Casimir Funk（1884-1967）は栄養欠乏因子に対して"ビタミン"の呼称を提唱し，合衆国の Elmer V McCollum（第 1 章参照）は脚気予防物質（因子）をビタミン B と名付けた[67]。それ以来，ビタミンの発見が相次ぎ，欠乏症との関連が解明された[68]～[70]（表 2-4）。島薗順次郎（1877-1937）による脚気のビタミン B 欠乏説（1919：大正 8 年）や，高橋克己（1891-1925）によるビタミン A 抽出（1923：大正 12 年）など[69]，日本人が行った注目すべき業績が世界的には認知されなかったのは残念であった。

3）その他の疾患

青木[71] は，この時期におけるその他の疾患の疫学研究例として，高橋の総説[72] を引用して首さがり病を紹介している。これは，主に東北地方で農夫などにみられる風土病として知られ，四肢の運動不全，首垂れ，腰の脱力感などを発作的に示し，通常は全快するが再発も多いとされていた。発作は数分から数時間が多いが，患者は日常生活に支障があるため，医学的

な原因究明が求められた。1894（明治27）年に青森・岩手両県で行われた三浦謹之助（1864-1950：東大内科教授。その教室は主任教授名に因み三浦内科と称された）による調査，1908（明治41）年の渡辺喜三の岐阜県における調査，1915（大正4）年以降20年以上継続された井上三郎による岐阜県内の調査などに疫学的記述が残されている[72]。三浦は本症をスイスで記載された Gerlier 病（スイス人医師 Felix Gerlier：1840-1914 が 1886 年に記載）と同じものであるとしており，病態は深部項筋の麻痺であると結論した。

本症は原因不明のまま，昭和時代以降は発症がなくなっている。

5　疫学研究が行われた施設

この時期，第1章で述べたように，当時の東京帝国大学伝染病研究所内に1930（昭和5）年疫学研究室が設置（主任：野邊地慶三）され，その後 1938（昭和13）年からは公衆衛生院の疫学部（部長：野邊地）として組織替えされ，日本の疫学研究の中心地となった。野邊地は，前述した結核の疫学の他，実験動物を用いた感染症の実験疫学，ジフテリア流行の調査などを手がけた[73]。また，研究対象を急性伝染病から結核など慢性疾患へと拡大していった。当時，野邊地のもとには，柳澤 謙（のち国立予防衛生研究所長），栃内 寛，染谷四郎（のち衛生微生物学部長，院長），宍戸昌夫（のち横浜市立大学医学部公衆衛生学教授）らに続いて，宮入正人，重松逸造（のち疫学部長），平山 雄（のち国立がんセンター疫学部長）らが集まり[73]，日本の疫学研究を主導していった。また，結核の疫学に功績の大きい国鉄中央保健管理所は，岡の指導のもとに千葉が主宰していた[74]。日本の疫学の誕生が，大学以外の研究機関であった

ことが，実学としての疫学の真骨頂を示していると思われる。

なお，疫学に関連した既述以外の学会では，日本産業衛生学会が1929（昭和4）年に，日本公衆衛生学会は1947（昭和22）年にそれぞれ発足している[75,76]。

6　まとめ

この時代，医療の課題としては感染症の管理が重要であり，多くの臨床研究とともに流行例の疫学研究が行われた。その中でも結核研究では優れた疫学研究業績が認められた。その他の疾患の疫学研究では，病理学の藤浪 鑑とその門弟による地理病理学的研究は，当時の世界的な水準に達していた。戦後，国民病となる脳卒中は戦中に研究班が立ち上げられ，知見が蓄えられつつあった。

術語としての"疫学"は，1943（昭和18）年に日本医学会医学用語委員会が疫学と流行病学を採用して以降は疫学が定着した。また，疫学研究施設としては東京帝国大学伝染病研究所内に疫学研究室が設けられ，それが公衆衛生院疫学部（のち国立公衆衛生院疫学部）となったことが，その後の疫学研究者の輩出上も大きな意義があった。

こうして日本は敗戦を迎え，戦後は（連合国軍）GHQ[*6] が政治にも医学研究にも介入を行い，わが国に合衆国流の公衆衛生が移入されることになる。

[*6] GHQ：General Headquarters（連合国軍）総司令部の略。その公衆衛生福祉局は Crawford F Sams 准将（1902-1994：合衆国）が統括した。GHQ は全国の大学医学部に公衆衛生学教室を設置し，衛生行政機構を改編して新たな保健所法により全国に保健所を整備した。

第 3 章

成長期の疫学
―疫学の定着と非感染性疾患の疫学―

Key words 結核実態調査 National prevalence survey of tuberculosis, 疾病登録 disease registry, 疫痢 ekiri, 胃がん gastric cancer, 脳卒中 stroke, 国立公衆衛生院 The National Institute of Public Health

1 はじめに

疫学成長期（1945～1964：昭和20～39年）とした戦後のこの時期には，英米における疫学研究の量が一気に増大し，感染症だけでなく，調査方法の標準化，慢性疾患の疫学，保健サービスに関する研究など戦前にはなかった分野への拡大が続いた。また，政策決定と疫学の役割についても議論があった[1]。疫学研究は政策とは独立した純粋科学であるという論と，疫学や公衆衛生学は社会医学であり政策決定と密接に関連すべきであるとの論が拮抗していた。

この頃日本では，豊川行平と羽生順一によるドイツ語本 Die Seuchen の日本語訳が「疫学」と題して出版[2]され（図3-1），日本の疫学研究の活性化に緒をつけた。敗戦後の日本の復興は，医療・医学分野においては連合国軍 GHQ（General Headquarters）の統括責任者 Crawford F Sams 准将（第2章脚注[*6]参照）により進められた。1947（昭和22）年には保健所法が改正されて全国に保健所が再配備され，各大学医学部に公衆衛生学教室が設置された。研究者の留学先も，戦前のドイツから一転，戦後は合衆国が一大中心地となっていく。また，1948（昭和23）年には医療法が制定されて，その他の医療関連諸法の改正とともに，今日のわが国医療体制の基礎が築かれることになる。

冒頭に述べた，この時期の英米における疫学公衆衛生研究の動向に対して，戦後の日本の疫学研究は公衆衛生院疫学部（部長：野邊地慶三）を中心に，急性感染症や結核から始まり，しだいに慢性非感染性疾患へと拡大されることとなった。国民保健衛生の観点から，がんでは胃がん，循環器疾患では脳卒中が対策の中心となって研究が進められた。

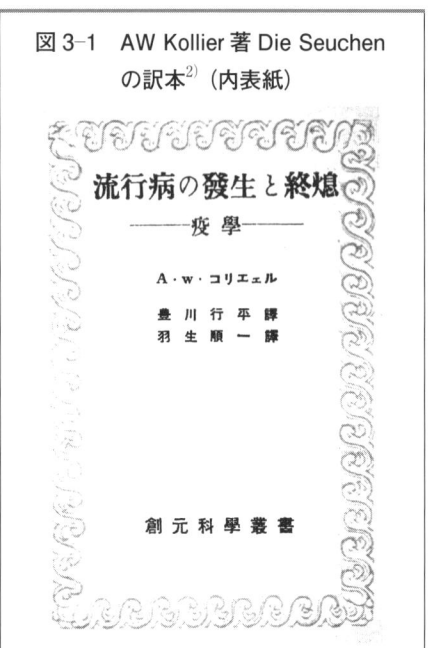

図 3-1 AW Kollier 著 Die Seuchen の訳本[2]（内表紙）

表 3-1　感染症病原体の発見史（1945～1964 年）

年次（元号）	発見者・研究者	感染症病原体	文献・資料
1948（昭和 23）	田部 浩	ムクドリ住血吸虫	3）4）
1950（昭和 25）	藤野恒三郎	腸炎ビブリオ	6）7）
1961（昭和 36）	加茂 甫	宮崎肺吸虫*	4）5）

*：病原体名の宮崎は宮崎 一郎（1907-1999：熊本県出身。九州大学医学部卒。同大学教授，医学部長を歴任）に献名されたもの。

2　感染症の疫学

1）病原体の発見

20 世紀前半のような，相次ぐ発見はなくなった（表3-1）。寄生虫では 1948（昭和 23）年に田部 浩（1888-1967）によりムクドリ住血吸虫が記載[3)4)]され，宍道湖周辺で湖岸病と呼ばれていた皮膚炎の病原体として確定した。1961（昭和 36）年には加茂 甫（1922-1998）が宮崎肺吸虫を報告[4)5)]している。細菌では1950（昭和 25）年に，藤野恒三郎（1907-1992：福井県出身。細菌学のほか，医史学にも業績を残した）がシラスによる食中毒事例から，腸炎ビブリオ[*1]を発見[6)7)]した。

また，1951（昭和 26）年にはわが国で第 1 例となるボツリヌス食中毒が，北海道でニシンのいずし[*2]摂食により報告[8)9)]された。

2）感染症の流行

●結核の流行

結核は 1943（昭和 18）年には人口 10 万対死亡率が 235 を超え，戦争中の統計欠失を経て[10)]，1950（昭和 25）年まで全結核が死因 1 位を続けた[11)]。この時期，青年男性が戦没したため，淘汰によって生存した若年男性の結核死亡率が急速に低下する逆転現象も観察されている[12)]。1950（昭和 25）年には時の厚生省（現・厚生労働省）内に結核対策本部が設置され，推定患者数 150 万人，死亡者数 15 万人を 5 年間で半減させる取り組みが始まった[13)]。

結核治療法として，胸腔充填術の発表や，国産のストレプトマイシン，パスの製造も始まり[8)]，また早期発見のための間接撮影 X 線検診が全国に拡大していった[8)]。化学療法が定着して効果を発揮するのは 1950 年代後半からであるが[10)]，BCG[*3]の接種励行は 1951（昭和 26）年から行われた[10)]。

結核有病患者数（有病率[*4]）を正確に推計するため，厚生省では 1953（昭和 28）年を第 1 回とした全国実態調査が計画され，推計患者数 292 万人，第 2 回は 1958（昭和 33）年で 304 万人，第 3 回は 1963（昭和 38）年で 203 万人と推移した。これらの調査地域では，受検率が

---

*1　腸炎ビブリオ：国立横浜病院の滝川 厳は 1955（昭和 30）年に漬物による食中毒の原因菌として好塩性のグラム陰性桿菌を検出し，藤野の腸炎ビブリオ菌と同一であることを報告した。海水中に広く分布し，海産物由来の食中毒原因菌の代表的なものである。

*2　いずし：魚を飯，こうじとともに漬け込んで熟成させる食品で，野菜を加えることもある。北海道，東北地方では郷土料理として古来から食されている。

*3　BCG：フランス語で Bacille de Calmette et Guérin の頭文字を取ったワクチン。ウシ型結核菌を用いたもので，フランスでは 1920 年代から用いられていた。

99％を超える高精度で実施された[13]。

1951（昭和26）年から結核登録が始まり，改訂結核予防法による治療費援助を受けるためには，保健所での登録が条件となったことから，この年の罹患率[*4]（新登録率）は過去最高となり，人口10万対698を記録した。その後，罹患率はゆるやかに低下を続け，1961（昭和36）年以降は加速的に減少していく[14]。

● その他の感染症の動向

その他の感染症では，コレラ，痘瘡，発疹チフス，泉熱[15]（Yersinia pseudotuberculosisによる感染症。戦後爆発的に流行した後，1986年に500例以上の集団発生を見てからは，大流行は起きていない。病名は命名〔1929年〕者の小児科医・泉 仙助教授に因む），浜島腸炎[16)〜18)]（三重県浜島町で，1953年〔59人〕と1954年〔57人〕に小児を中心に集団発生がみられた急性腸炎。汚染井戸水の利用などが病因であると考えられた），茂原下痢症[19]（1953年に千葉県茂原市で7,000人を超える集団下痢が発生。水田からの汚水が上水道に混入し，塩素注入機事故が重なり，ウイルス性下痢が多発したと推定），赤痢（大規模食中毒事例では神戸市内の造船所で2,945人を超えた），日本脳炎（戦前は流行性脳炎と称されていた）などの流行が戦後の10年間に記録された[20)〜30)]（表3-2）。

また，インフルエンザも大規模な流行を数年おきに繰り返し，1950（昭和25）年には患者18万人，1957（昭和32）年には学童だけで患者75万人，1962（昭和37）年には患者47万人が記録された。この時期，1951（昭和26）年に脳卒中が死因1位になるまで，肺炎・気管支炎，胃腸炎はしばしば上位5位以内を占めている状況[11]で，感染症の克服は大きな課題であった。

この時期に爆発的な流行を示した疫痢は，けいれんなどの神経症状を伴う小児の重症赤痢と定義[27)31)〜33)]され，致命率は30％を超えたが，1950年代には年間2万人以上の報告がされたにもかかわらず，原因未解明のまま，1980（昭和55）年以降はまったくみられなくなった。病理学的にはReye症候群[34]に一致した所見が得られている[35)36)]。疫痢をめぐる病因解明史については，GHQの関与を含めて二至村 菁が詳述している[27]。

3）結核の疫学研究
● ツベルクリン反応

海軍軍医として終戦を迎えた重松逸造（1917-）は，浦賀検疫所を経て1947（昭和22）年より公衆衛生院で野邊地慶三（1890-1978）のもと感染症と疫学の研究を始めた。重松の学位研究はツベルクリン反応（ツ反）の陰性転化に関するものであった[37]。重松は，野邊地らが1939（昭和14）年に埼玉県内で設定した農村地区の追跡調査を継続して1961（昭和36）年までの23年間に12回の全住民検診を行い，結核の自然史とBCGの効果に関する詳細な観察を実施した[38)39)]。

● 結核の岡分類

岡 治道（1891-1978）は，肺の結核性病変を形態学的立場から分類して臨床的観察と疫学的解析に役立てる目的で，肺結核のX線診断による分類[*5]を考案した。また，「日本臨床」誌に重松と共著で胸部X線写真の読み方を19回

[*4] 有病率，罹患率：疾病の頻度をあらわす指標には，有病率（prevalence rate：P）と罹患率（incidence rate：I）がある。前者（P）はある特定の時点における疾病保有者が，その疾病に罹患する可能性のある集団全員（population at risk）中に占める割合であり，後者（I）はある特定の期間に新しく発生した疾病罹患者が，その期間（通常は中央時点）における population at risk 中に占める割合をいう。P＝I×L（L：罹病期間）の関係にある。

表 3-2 主な地方流行伝染病（1945～1964 年）

年次（元号）	病名・呼称	発生地	概　　要
1945（昭和20）	腸チフス	全国各地	年間患者数 57,933 人を記録
1946（昭和21）	復員コレラ	神奈川県浦賀検疫所	復員船で中国から帰国した復員兵からコレラが発見され，久里浜病院へ収容し，菌検査は浦賀検疫所で実施された。この年の全国患者数は 1,245 人（死亡 560 人）
1946（昭和21）	痘瘡	全国各地	年間患者数 17,954 人を記録
1946（昭和21）	発疹チフス	全国各地	年間患者数 32,366 人を記録
1947（昭和22）	トラコーマ	全国各地	年間患者数 229,158 人を記録
1948（昭和23）	日本脳炎	全国各地	年間患者数 4,757 人（死亡 2,620 人）を記録
1952（昭和27）	疫痢	全国各地	年間患者数は 24,000 人以上
1952（昭和27）	赤痢（食中毒）	神戸市	中日本重工神戸造船所で赤痢菌に汚染された馬鈴薯サラダを摂取した従業員 2,945 人（全従業員の 30％）から赤痢菌（3 菌型）が検出された。
1953（昭和28）	浜島腸炎	三重県浜島町	小児を中心に集団発生がみられた。1953 年に 59 人，1954 年に 57 人が発症。汚染井戸水利用によるものと推定
1953（昭和28）	茂原下痢症	千葉県茂原市	水田からの汚水が集水埋渠に流入し水道水利用者からウイルス性下痢 7,000 人以上を記録
1955（昭和30）	泉熱	横浜市	某小学校で 1 か月に 1,019 人が発症
1957（昭和32）	アジア風邪	全国各地	インフルエンザ A（H_2N_2）による流行。2 月に中国雲南省で初発し，4 月には日本（東京）で流行 国内で 300 万人が感染（死亡 5,700 人）
1957（昭和32）	尾花沢肝炎	秋田県	鉱山の共同浴場での感染により，成人 17 人，小児 70 人が肝炎を発症。凍結保存されていた血清から 1979 年に A 型肝炎ウイルスを検出
1960（昭和35）	ポリオ	北海道	1,000 人を超える患者が発生　全国でも 5,606 人を記録
1962（昭和37）	猿島肝炎	茨城県猿島町	肝機能障害調査により 1968 年までに患者 678 人が確認され，後に C 型・B 型肝炎ウイルスを検出

文献 8）20）～30）より著者ら編集

シリーズで紹介した[41]。当時の臨床医には，結核の診断根拠を与えるものとして，好評のうちに継続執筆された。

---

*5　結核の岡分類：岡氏肺結核症 X 線所見分類と呼ばれており，初期結核症を第 I 型に，播種状結核症，肺尖型肺結核症，浸潤性肺結核症，結節性肺結核症，硬化性肺結核症，混合型肺結核症，肋膜炎，臓器偏位，石灰沈着，加療変型がこの順に第 II～XI 型とされている。各型はさらに細区分される。

表3-3 地域がん登録の拡大状況（〜1964年）

開始年（元号）	地域	事業主体	運営方式	解析担当
1957（昭和32）	広島市・長崎市	腫瘍登録委員会	直営	ABCC
1959（昭和34）	宮城県	県衛生部	対がん協会へ委託	対がん協会
1962（昭和37）	愛知県	県衛生部	直営	県衛生部
	大阪府	府衛生部	府医師会へ委託	府立成人病センター
1964（昭和39）	千葉県	県衛生部	県医師会へ委託	県立がんセンター
	兵庫県	県衛生部	県医師会へ委託	県立がんセンター

文献53）の表1より改編引用

3 がんの疫学

1）戦前のがん疫学研究

藤浪・林による市町村単位のがん地理疫学研究は，第2次世界大戦期の中断を経て，その後続報は出なかった[42]。

がんの早期発見に寄与する胃のバリウムによる二重造影は1951（昭和26）年に白壁彦夫（1921-1994：順天堂大学消化器内科教授。消化器がん早期発見法の功績で，1969年に朝日文化賞を受賞）により確立され[43]，入江英雄[44)45)]，市川平三郎[46)47)]が間接撮影法による集団検診へと発展させた。胃集団検診学会は1962（昭和37）年に発足し，標準検診法は1964（昭和39）年にまとめられ，結核を模してバス検診車による集団検診が普及していった[48]。

2）がん登録

戦後，合衆国・国立がん研究所のHarold Dorn（1904-1984）は統計学者としてがん疫学の方法論を研究[49]して，合衆国内でがん登録を開始した。同じ頃，瀬木三雄（1905-1982：愛知県出身。東京大学医学部卒業後，ドイツ留学などを経て東北大学医学部公衆衛生学初代教授）は1950（昭和25）年の世界人口を基準にがん死亡率の国別比較を行い，日本を含む24か国の年齢調整死亡率を観察した[50]。この基準人口は「瀬木の世界人口」と呼ばれるようになり，国際がん研究機関（IARC）では，各国のがん登録情報を総合して，数年おきにがん罹患統計を刊行するようになった[51]。また，瀬木の業績は青木らに引き継がれ，1992（平成4）年には世界33か国を比較した男女別5歳年齢階層別のデータブックも刊行された[52]。

瀬木は1959（昭和34）年から東北大学公衆衛生学教室を事務局にして宮城県内でがん登録を開始し，瀬木の退官後は宮城県対がん協会に業務を引き継ぎ，がん疫学研究，がん対策の基礎を築いた[53]。その後，愛知県（1962年），大阪府（1962年），千葉県（1964年），兵庫県（1964年）が登録を始めた[53]。なお，広島・長崎においてはこれらより早く，原爆傷害調査委員会（ABCC）[*6]が腫瘍登録委員会を設けて1957（昭和32）年より登録を開始している（表3-3）。

3) がんコホート研究

平山雄(たけし)(1923-1995)による6県29保健所管内のコホート研究*7(計画調査)は，1965(昭和40)年に開始された[54]。成果が報告されるのは，次の疫学の発展期(1965～1984年)以降である。

合衆国は，広島，長崎における原爆被爆者の健康影響を追跡するため，上述のABCCを設立し，日本の国立予防衛生研究所支所と協力して，1950(昭和25)年から本格的に被爆者集団を対象としたコホート研究を開始した[55]。このABCCは，1975(昭和50)年に日米合同の放射線影響研究所*6に改組されて，今日に至るまでがん，非がん疾患のコホート研究の一大拠点研究所となっている。

4 循環器疾患の疫学

1) 循環器疾患死亡の動向

先に述べたように，わが国の死亡統計では，1951(昭和26)年に脳卒中死亡が11万人を記録して死因1位となり[56]，感染症から慢性非感染性疾患の時代に入った。

医学界でも，渡邊定(さだむ)(1892-1976：東京大学医学部卒業後，老年医学，生命保険学の研究を続け，寿命学研究会を主宰)らが日本人に脳卒中が多いことを指摘し，研究班設置の必要性を主張した[57]。日本衛生学会では，1958(昭和33)年の第28回総会(熊本市)で総会シンポジウム＝高血圧の疫学(司会：吉岡博人)を企画し，小松富三男が「高血圧の疫学」，佐々木直亮(1921-2007：慶應義塾大学医学部卒。弘前大学医学部衛生学教室教授)が「高血圧の疫学的研究」，高橋英次(1911-1996：東北大学医学部卒。英国バーミンガム大学留学を経て，弘前大学衛生学教室教授，東北大学衛生学教授を歴任)が「血圧年齢変化の地域差」，諸岡妙子が「高血圧の精査と地域差」，野瀬善勝が「脳卒中死亡率の土地集積性」を講演[58]するなど，循環器疾患リスクとしての高血圧が注目された。

1956(昭和31)年，当時の厚生省は「成人病予防対策協議連絡会」を設置し，翌年には壮年期成人に多い慢性非感染性疾患を成人病*8と呼んで，国としての対策の必要性を示した[57]。1960(昭和35)年には，文部省(現・文部科学省)総合研究・動脈硬化研究班が，日本人の血清総コレステロール値に関する全国的な調査を行った[59]。続く1961(昭和36)年には厚生省が初の「成人病実態調査」を実施し[57]，健康政策としても循環器疾患に注目が集まるようになった。

2) 循環器疾患の疫学研究

●高血圧の疫学

佐々木らは1954(昭和29)年以来，青森県内と秋田県内で精力的に血圧測定を実施し，数

---

*6 原爆傷害調査委員会(Atomic Bomb Casualty Commission, ABCC)：広島，長崎に投下された原子爆弾の健康影響を追跡するため，1947(昭和22)年に合衆国が設立し，以後，日米共同研究施設として大規模な追跡研究を継続した。1975(昭和50)年には財団法人放射線影響研究所(Radiation Effects Research Foundation, RERF)に組織替えされた。

*7 コホート研究：もともとコホート(cohort)とは古代ローマの歩兵隊のことであるが，疫学では追跡調査される集団の意味に用いられる。コホート研究は，あるリスク因子の健康影響を明らかにする目的で，リスクの有無や程度別に特定集団を追跡調査する分析疫学の研究方法で，計画調査(prospective study)，追跡調査(follow-up study)，縦断研究(longitudinal study)などとも呼ばれる。(第1章脚注*12参照)

*8 成人病：この呼称は一般にも広く定着し，1978(昭和53)年に日野原重明が習慣病を提唱してからも用いられ，1996(平成8)年に当時の厚生省が生活習慣病に変更するまで40年近い命脈を保った。

万人の血圧データを収集した[57]。佐々木は食塩摂取過剰が高血圧を招き、日常的な果物（象徴的にはリンゴ）摂取により血圧値を低下できること[60)61)]を学術研究として追求する一方、種々の機会に市民へと発信した[62]。当時、疫学は急性感染症の解析のための科学であるとの偏見から、高血圧の疫学や健康の疫学といった用語表現（術語）に対しては、「疫学の拡大解釈である」との批判もあった[55]。

また、佐々木の食塩摂取と高血圧の関連についての学説に対しては、生理学者の福田が「疫学によっては原因解明はできないし、相関の有無はただちに因果関係を示すものではない」との立場から批判して、生理学的に食塩過剰摂取と高血圧との関連には根拠がない[63)64)]と結論した。この福田の批判に対しては、佐々木は複数の疫学研究から高食塩摂取と高血圧・脳卒中発症の関連を示し、対策の必要性を強調した[65]。

● 地域における研究

この時期、複数のコホート研究が開始されている。脳卒中が多く、心筋梗塞が少ない日本の特殊性は、当時から世界的にも注視されていた。

近藤正二（1893-1977：東京大学医学部卒。東北大学医学部衛生学教授、のちに医学部長。戦前から日本における循環器疾患の衛生学的研究を主導し、常ににんじんとおろし金を持参して健康食習慣を実践した）と弟子の高橋英次は、食生活と脳卒中、食塩過剰摂取と脳卒中の記述疫学研究を行い、循環器疾患の疫学研究に先鞭をつけた[57)66)]。

木村　登（1911-1983：九州大学医学部卒。久留米大学医学部第三内科初代教授、のちに学長）は福岡県田主丸と牛深を調査地域として、Ancel Keys（1904-2004：合衆国の医学者。動脈硬化指標であるKey's scoreを提唱し、動脈硬化予防のためには地中海地域食が優秀であると指摘）らと共同で、1958（昭和33）年に冠動脈疾患発症要因に関する世界7か国研究（Seven countries study）を開始した[67)68)]。合衆国、日本、フィンランド、ユーゴスラビア、ギリシャ、イタリア、オランダの7か国である。この研究は、急性心筋梗塞などの発症要因が、人種差であるのか環境要因であるのか、明らかにしようとして行われた国際共同研究であった。

脳卒中に関しては、同じ九州で福岡県久山町を対象地域に、勝木司馬之助（1907-1993：九州大学医学部卒。母校の第二内科教授として久山町研究を開始。のち宮崎医科大学〔現・宮崎大学医学部〕初代学長）らが1961（昭和36）年から久山町研究を開始している。これは1962（昭和37）年の病理解剖（剖検）第1例を始まりに、地域集団の剖検率80％以上を誇る追跡研究[69]である。当時世界的に、日本では脳卒中が多く、しかも脳出血が大部分を占めるとの報告に異論があり、とくに合衆国の神経疾患を研究する疫学者らは診断精度に関する疑問を呈しており、これに応える形で研究が開始されたものであった。

また当時、大阪府立成人病センター[*9]で研究していた小町喜男（1927-）は、1963（昭和38）年から秋田県井川町で、1964（昭和39）年からは大阪府八尾市で、脳卒中予防を目的とした地域研究を開始した[70]。

---

*9　大阪府立成人病センター：元・大阪大学学長で、結核の研究などで著名だった今村荒男を所長に、1959（昭和34）年に発足。大阪大学公衆衛生学教室教授であった関悌四郎（1912-1977）が調査部長として配置され、がんと循環器疾患を中心に研究が開始されていた。

3）日本循環器管理研究協議会発足の気運

先述した，日本衛生学会（熊本市）で高血圧のシンポジウムを進行した吉岡が，第13回日本公衆衛生学会総会（1958年；福岡市）の会期中に高血圧自由集会を提唱し，それがきっかけで循環器疾患に関する臨床家と公衆衛生研究者が連合して脳卒中減少のために協力する気運が生まれていた。1965（昭和40）年に大阪で開催された第22回日本公衆衛生学会総会の高血圧自由集会で，日本循環器管理研究協議会（日循協）の設立が提案された[71]。

5　その他の疾患の疫学

1）農村医学の萌芽

戦後のこの時期，若月俊一（1910-2006：東京大学医学部卒。農村地域で集団検診を推進し，1975〔昭和50〕年にはマグサイサイ賞[*10]を得た）は所属の外科学教室の教授の指示により長野県佐久病院へ1945（昭和20）年に着任し，外科医長として農村医療を開始した[72)73]。若月は早くから異常の早期発見の必要性を説き，1959（昭和34）年には病院医療圏域の八千穂村を対象に，全数把握による集団検診を開始している。

2）産業活動と疫学

産業の復興とともに，産業活動に伴う健康障害についても，この時期に顕在化してきた。水俣病は1953（昭和28）年頃から存在が知られていたが，公式の確認は1956（昭和31）年5月であり，同年8月には熊本大学医学部内に研究班が設置された。1959（昭和34）年にはチッソの工場排水に含まれていた有機水銀が魚介体内で蓄積され，それらの魚介摂取による病態であることが結論された[74]。

富山県では，地元の萩野　昇（1916-1990）医師により，1946（昭和21）年にイタイイタイ病の第1症例が診察された[75)76]。萩野はその後，小林　純（岡山大），吉岡金市（金沢経済大）らとの共同研究を行い，イタイイタイ病患者の組織から高濃度のカドミウムを検出し，神通川上流にある三井金属神岡鉱山の廃水汚染であると結論した[76)77]。また，三重県四日市市の石油コンビナート地域では1961（昭和36）年頃から住民の喘息症状が観察されていた[78]。これらの公害の原因究明にも疫学は有力な根拠を与えた。

さらに，1955（昭和30）年には森永ヒ素ミルク事件，1962（昭和37）年にはサリドマイドによる薬禍など化学物質による健康被害が続いた[19)79]。

3）その他の疾患

サルコイドーシスは原因不明の肉芽腫性疾患で，両側肺門リンパ節腫脹（BHL）を特徴とする[80]。わが国では，本症例が初めて記載された1921（大正10）年以降1950（昭和25）年代の後半までは，本症の報告は散発的で，それもほとんどが皮膚病変に限られていたが，1960（昭和35）年に実施された全国調査を契機に，全身疾患としての本症の報告が急増した[81]。1991（平成3）年までに7回の全国調査が行われ，実態が明らかとなった[82]。病理学的には，最初の数次の全国調査では，心サルコイドーシスが多く，疾病の急性発症を反映したものであ

[*10] マグサイサイ賞（Ramon Magsaysay Award）：1957年に航空機事故死したフィリピン大統領 Ramon Magsaysay を偲んでロックフェラー財団が出資して1958年からアジア地域で社会活動に功績のあった個人・団体に授与されている。アジアのノーベル賞と評され，日本の医学関係者では若月のほか岩村　昇（1993年＝ネパールでの医療活動），中村　哲（2003年＝アフガニスタンでの活動）らが受賞している。

ると考えられた[80)82)]。

6 疫学研究施設

1）国立公衆衛生院

この時期，公衆衛生院（前述したように国立がつくるのは1949〔昭和24〕年6月から）では野邊地疫学部長がGHQの指示で1947（昭和22）年10月に突然退官する事情があり，後任として当時の厚生省で行政官を務めていた松田心一が着任した。1949（昭和24）年頃から疫学部内に疫学集談会が発足したが，1956（昭和31）年には疫学研究会と改称して，疫学に関する意見交換の場を提供していた[19)]。

また，野邊地が1951（昭和26）年に出版した「疫學總論」[83)]は，わが国初のオリジナル疫学教科書として，今日に至るまで高い評価を得ている[19)]。

2）大学医学部

全国の大学では，GHQの指示で医学部に公衆衛生学教室の設置が行われた。東京医科大学衛生学公衆衛生学教室に1945（昭和20）年開設（赤塚京治教授）されたのを第1号に，次々に開設が続き社会医学系は衛生学教室と公衆衛生学教室が併存することとなった[84)]。

しかし，これら多数の教室群の中で，主として疫学を扱っていた教室は，札幌医科大学衛生学教室（初代教授・金光正次），弘前大学医学部衛生学教室（初代教授・近藤正二，2代・高橋英次，3代・佐々木直亮＝いずれも脳卒中の疫学），岩手医科大学衛生学公衆衛生学教室（2代教授・植松 稔＝難病の疫学など），東北大学医学部公衆衛生学教室（初代教授・瀬木三雄＝年齢調整死亡率，がん登録などがんの疫学），群馬大学医学部公衆衛生学教室（2代教授・辻 達彦＝母子保健など），日本大学医学部公衆衛生学教室（初代教授・野邊地慶三＝感染症の疫学，慢性疾患の疫学など），東京女子医科大学衛生学第1教室（初代教授・吉岡博人＝循環器疾患の疫学），金沢大学医学部公衆衛生学教室（2代教授・重松逸造＝結核の疫学など），名古屋大学医学部予防医学教室（2代教授・岡田博＝脳卒中の疫学），九州大学医学部公衆衛生学教室（2代教授・倉恒匡徳＝循環器疾患の疫学）など[85)]で，まだ多くはなかった。

3）その他の研究施設

当時，結核の疫学は，国立公衆衛生院の疫学部を中核に，結核研究所（歴代研究部長＝岡 治道，岩崎龍郎〔1907-1997：東京大学医学部卒。病理学者〕，島尾忠男）と国鉄中央保健管理所（第5代所長＝千葉保之）が二大メッカとなっていた[86)87)]。

1962（昭和37）年に開設された国立がんセンターには，1965（昭和40）年に疫学部が設置され，国立公衆衛生院から平山 雄が初代部長として着任した[88)]。

大阪には，結核の研究などで著名だった今村荒男を所長に，1959（昭和34）年に大阪府立成人病センターが設立され，がん疫学研究は第2代調査部長の藤本伊三郎らが，循環器疾患の疫学研究は集団検診第一部長の小町喜男が主導していた[89)]。

7 まとめ

戦後に続く最初の20年間は，一気に疫学公衆衛生研究の可能性が花開いた疫学成長期であるとみることができる。とくに，日本人が書いた初のオリジナル疫学教科書である野邊地慶三の「疫學總論」の登場は，画期的であった。

感染症の疫学では，精度の高い全国調査が実施された結核が飛び抜けて充実し，結核予防法

の改訂とあいまって早くも1951（昭和26）年には死因1位を脳卒中に譲った。その他の疾患の疫学では，がん登録を基盤とした瀬木三雄の業績，脳卒中予防を目指した複数の地域研究，国際共同研究の開始，公害など産業活動に伴う原因不明疾患解明の手段としての疫学に対する重要性の認識など，疫学への期待が急速に拡大した時代であった。

戦前からの衛生学中心の大学医学部教育に，戦後はGHQの誘導で公衆衛生学教室が計画的に設置されることとなり，これらの学問の理論的裏付けとしての疫学研究も研究者の増加とともに質量の両面において活発となった。大学以外の疫学研究施設では，大阪府立成人病センター，国立がんセンターなどに疫学研究部門が置かれ，国立公衆衛生院疫学部以外でも，疫学公衆衛生研究が広がる契機となった。

この時期，日本の医療は1948（昭和23）年に公布された医療法によって医療供給体制の基本が定められ，戦後の混乱期を乗り越えて拡充の方向に進展するが，この間における疫学の成長は医療面に対しても多くの有用な情報を提供することになる。

なお，本文では触れなかったが，日本の医療の流れの中で日本医師会の果たした役割は非常に大きい。日本医師会の前身である大日本医師会は北里柴三郎を会長に1916（大正5）年に発足した。戦中の戦争遂行のための官製医師会を経て，再発足したのは1947（昭和22）年で，GHQの指示により官製医師会の役員は執行部に入れないこととされた。政府は，戦前の国家総動員法と連動した国民健康保険法（1938：昭和13年）を，戦後数次の改正を経て1958（昭和33）年には新たな国民保険法として成立させ，1961（昭和36）年には国民皆保険を達成した[90]。

このような時代背景の中，医師会の若手副会長であった武見太郎（1904-1983：慶應義塾大学医学部卒。1950年に東京中央区医師会から日本医師会副会長に就任。会長就任後は13期25年連続で職にあった。1975年には世界医師会会長にも就任）は会長選に立候補して1957（昭和32）年4月に会長となった[91]。診療報酬の引き上げを要求する医師会の戦術では，「一斉休診日に病気になる者は運が悪い」との立場から，武見会長の断により1961（昭和36）年2月19日に一斉休診して，3月からの保険医総辞退を決めた。この武見発言は"運"が抜かれて「病気になるヤツが悪い」と報じられたため，メディアは「けんか太郎」として吹聴した[92,93]。その後25年に及ぶ武見体制の初期のエピソードである。よくも悪くも，優れて政治的な駆け引きを行う医師会長であったといえよう。

第4章

発展期の疫学（その1）
―がん・循環器疾患の疫学と国際共同研究の進展―

Key words 疫学教科書　Japanese textbooks on epidemiology，がんコホート研究　cohort study for cancer mortality，脳卒中　stroke，移民研究　migrant study，日本循環器管理研究協議会　Japanese Association for Cerebrocardiovascular Disease Control

1 はじめに

疫学発展期（1965～1984：昭和40～59年）としたこの時期，海外では1950年代に開始されていたSir Richard Doll（1912-2005：英国の疫学者。ロンドン大学セント・トマス病院医学部卒業後，オックスフォードのMedical Research Councilなどで主にがん疫学を研究）と統計学者Sir Austin Bradford Hill（1897-1991：ロンドン大学衛生学部・医学統計教授。因果関係判断のための9つの規準[*1]を提唱）らによる喫煙と肺がんの関連に関する研究が10年を超え，喫煙の健康影響が明らかにされつつあった[1,2]。産業保健分野では，Jerry N Morris（1910-）がバス運転士と車掌で虚血性心疾患の発生率に差のあることを報告した[2,3]。また，石綿吸入と悪性中皮腫の関連についても，疫学論文が発表された[2,4]。

合衆国では，大容量データの解析にコンピュータ技術の革新があり，フラミンガム研究（Framingham study）[*2]，アラメダ郡研究（Alameda County study）[*3]などの大規模コホート研究の成績が報告され始めた[2,5,6]。世界的に，生活習慣と疾病発症の関連が確信されるようになった時期であった。また，世界保健機関（WHO）は1980（昭和55）年の第33回世界保健総会で，地球上から痘瘡が根絶されたことを宣言した[7]。人類が行った20世紀最大の偉業であるとも称えられている。

このような時代，本章では1965（昭和40）年からの20年間を振り返る。戦後，国立公衆衛生院や大学の疫学研究施設などで訓練をうけた疫学者が地域に出て，がん対策の評価，脳卒中の克服，公害の検証，原因不明疾患の病因解

[*1] 因果関係判断のための9つの規準：Hillが観察的な手法で因果関係を判断するために提案したもの。事象の因果関係を判断する場合には，関連の強固性（strength），一致性（consistency），特異性（specificity），時間的関係（temporal relationship），生物学的勾配（biological gradient），生物学的妥当性（biological plausibility），整合性（coherence），実験（experiment），類似性（analogy）について吟味が必要であると述べた。実際の事例は次章でスモンを例に解説する。

[*2] フラミンガム研究（Framingham study）：コホート研究により循環器疾患リスクを明らかにした合衆国の歴史的研究。ボストン郊外のフラミンガムで1949年より開始された。このプロジェクトにより急性心筋梗塞の3大リスクとして，高血圧，高血清総コレステロール値，喫煙が確立した。

[*3] アラメダ郡研究（Alameda County study）：1964年から合衆国・カリフォルニア州で継続されているコホート研究。生活習慣病予防に有用な7つの生活習慣（いわゆるAlameda 7＝運動，適正睡眠，節酒，禁煙，朝食を欠食しない，間食しない，肥満していない）が判明した。

明などに力を発揮していた。戦後も20年以上が経過して日本は平和を享受し，1964（昭和39）年には東京オリンピックも開催されたが，医師・疫学研究者の前には多くの健康問題が解決を待っていた。ここでは"その1"として，感染症，がん，循環器疾患を中心に，次章では"その2"として難病，公害病，その他の疾患について述べることにしたい。

2 疫学の発展

1）国内における疫学の定着

●疫学のオリジナル教科書

野邊地慶三の「疫學總論」（第3章で紹介）[8]以来，日本人が書いた疫学教科書は10年以上出ていなかったが，この時期には1966（昭和41）年に金光正次（1910-1985），岡田博（1912-2001），甲野礼作（禮作とも：1915-1985），重松逸造（1917-），平山雄（1923-1995）が共著で感染症の疫学を中心にした「疫学とその応用」[9]を，1968（昭和43）年に土屋健三郎（1921-1998）が産業保健における疫学の活用を意識した「疫学入門」[10]を，1970（昭和45）年には山本俊一（1922-）が「疫学総論」[11]，「疫学各論」[12]を発表し，感染症以外の領域における疫学の活用について記述するなど，一気に複数の教科書が登場した。ことに「疫学とその応用」では，重松が「健康の疫学」[13]を書き，疫学によって単に特定の疾病の予防を行う予防疫学（preventive epidemiology）だけでなく，さらにリスク評価の精度を高め，可能なら個人レベルにまで将来の健康状態を予見していく予見疫学（predictive epidemiology）の必要性を指摘した[14]。この時期に出版された代表的なオリジナル疫学教科書[8)〜12)15)〜20)]を比較しておく（表4-1）。

●衛生学会と疫学

日本衛生学会は，第1章で紹介した日本聯合医学会（1902：明治35年）を母体に，1949（昭和24）年に改称発足したものである。もともと以前から疫学研究者が参加していた衛生学会では，1967（昭和42）年に名古屋で開催された第37回日本衛生学会（学会長＝六鹿鶴雄・名古屋市立大学医学部教授）の総会シンポジウムの一つに「高血圧，動脈硬化性疾患の管理」が取り上げられた[21]。このシンポジウムでは，高橋英次（東北大学），磯村孝二（長野県佐久総合病院），小林太刀夫（東京大学），小町喜男（大阪府立成人病センター），森万寿夫（九電病院），福田安平（国鉄中央保健管理所），飯田英男（東海銀行診療所）が発表している。

衛生学会ではその後も疫学研究が断続的に報告されており，1972（昭和47）年の広島での第42回日本衛生学会（学会長＝大川富雄・広島大学医学部教授）では金光正次が「疫学と共に20年」を発表し，日本では臨床医学に重きが置かれてきた歴史の中で，疫学は特殊分野とみなされていたが，公害・薬害裁判などでも疫学調査結果が根拠とされるようになり，地位の向上したことが反映された[21]。

1980（昭和55）年に大阪で開催された第50回日本衛生学会（学会長＝東田敏夫・関西医科大学教授）では，吉田克巳[*4]（三重大学公衆衛生学教授）が「大気汚染問題を中心として」と題する講演で公害の解決には疫学手法が重要であったことを述べ，また小町喜男（筑波大学社会医学系教授）が「循環器疾患の疫学」の中で，日本の脳卒中，特に脳出血では低コレステロール血症が関与していることから，諸外国で通説になっていた高コレステロール血症による

[*4] 吉田克巳：吉田氏の著書・論文では，当人により克巳と克己が両者とも用いられているため，ここでは克巳で統一して表記している。なお，引用文献の項では，それぞれの表記に従った。

表4-1　日本の代表的なオリジナル疫学教科書（1951～1985年）

出版年（元号）	著者・編者	書名	内容	出版社
1951（昭和26）	野邊地慶三	疫學総論	感染症の疫学を主に海外文献もふんだんに引用	日本臨床社
1966（昭和41）	金光正次，岡田 博，甲野礼作，ほか	疫学とその応用	感染症の疫学を詳述　非感染症と健康の疫学も紹介，疫学の可能性を示唆 1968年に第2版刊行	南山堂
1968（昭和43）	土屋健三郎	疫学入門	産業活動と疫学を中心に解説　1978年に第2版，1997年に第3版刊行	医学書院
1970（昭和45）	山本俊一	疫学総論・各論	感染症以外の分野も記述　1974年に第2版，1983年には「疫学」として総論・各論合本の新版刊行	文光堂
1978（昭和53）	重松逸造	疫学：臨床家のための方法論	統計の福富和夫を得て統計手法解説も充実	講談社
1979（昭和54）	重松逸造	新しい疫学の方法論	環境汚染の評価における疫学の応用を詳述	ソフトサイエンス社
1981（昭和56）	岡田 博	現代の疫学－国民健康のために－	慢性非感染症の疫学を詳述	到草書房
1984（昭和59）	勝沼晴雄，田中恒男	プライマリ・ケアのための疫学	18人が分担執筆し，医療における疫学の応用を意識	杏林書院
1984（昭和59）	田中平三	疫学入門演習	実際の現場での課題に対して演習問題を解くことで理解を得るように工夫した入門書	南山堂
1985（昭和60）	柳川 洋	疫学マニュアル	すべての項目を1ページ単位の表でまとめ，A4判の大判で刊行	南山堂

文献 8)～12) 15)～20) より著者ら作成

脳梗塞ではなかったことを明らかにした[21]。

その後も衛生学会での疫学関連報告は続き，1981（昭和56）年に札幌で開催された第51回日本衛生学会（学会長＝高桑榮松・北海道大学教授）では，山本俊一（東京大学教授）が「症例対照研究における客観性への疑問」として，今後は若い疫学者に向けた自由な討論の場が必要であると結論した[21]。続いて，1983（昭和58）年に大阪で開催された第53回日本衛生学会（学会長＝大和田國男・大阪市立大教授）では，学会特別発表として，乳がんの疫学的研究が総会テーマの一つとなった[22)23)]。翌年の1984（昭和59）年に鳥取市で開催された第54回日本衛生学会（学会長＝渡辺嶺男・鳥取大教授）では，特別発表として子宮頚がん検診，胃がんの疫学などが発表された[22)23)]。

●その他の医学界での疫学の扱い

日本医学会総会は，1902（明治35）年以来わが国最大の医学研究会として発展し，第2次世界大戦中の混乱期を別にして，4年ごとに継続的に開催されてきた。1979（昭和54）年に開催された第20回日本医学会総会（会頭＝樋口一成・東京慈恵会医科大学長）の特別講演で

表 4-2　日本公衆衛生学会総会における疫学の登場例（1965〜1984年）

年次（元号）	回	開催地（学会長）	内容
1965（昭40）	22	大阪（梶原三郎）	シンポジウム「感染症の原因追及と対策」で猿島肝炎の疫学研究などが紹介されている
1967（昭42）	25	仙台（瀬木三雄）	特別講演に William Haenszel（合衆国国立がん研究所）の「住民標本調査」を，シンポジウムに「伝染病・寄生虫病（重松逸造らが進行）」，「公衆衛生と社会医学の関連（座長：高橋英次）」，「がん予防（座長：瀬木三雄）」を採択
1971（昭46）	30	東京（曽田長宗）	シンポジウム「情報化社会と公衆衛生」実施 一般演題（全368題）中にも疫学関連107題（29%）
1972（昭47）	31	札幌（岡田 晃）	総会企画に「原因不明疾患の疫学」（山本俊一・柳川洋 進行）採択
1973（昭48）	32	広島（田中正四）	シンポジウム「肝疾患の疫学と問題点」採択
1974（昭49）	33	福島（辻 義人）	シンポジウム「糖尿病-その疫学，遺伝，検診，管理-」
1975（昭50）	34	横浜（宍戸昌夫）	会長講演「公衆衛生における疫学の意義と役割」 一般演題（全418題）中に疫学関連136題（33%）
1979（昭54）	38	新潟（渡辺厳一）	シンポジウム「脳卒中・高血圧へのとりくみ-疫学の成果と実践-」
1980（昭55）	39	千葉（柳澤利喜雄）	特別講演「川崎病」，シンポジウム「喫煙と健康（富永祐民が進行）」実施
1981（昭56）	40	名古屋（岡田 博）	特別講演「公衆衛生と情報処理」，シンポジウム「循環器疾患対策の確立（座長：重松逸造）」，「がん対策（座長：平山 雄）」を採択
1982（昭57）	41	福岡（倉恒匡徳）	会長講演「公衆衛生活動と疫学」，特別講演「寿命の地域差」，「ハワイ移民の健康と寿命」，シンポジウム「喫煙と健康」を採択
1983（昭58）	42	横浜（須川 豊）	一般演題（全605題）中に疫学関連314題（52%）
1984（昭59）	43	大阪（古野秀雄）	総会フォーラム「健康づくりの21世紀」の中で小町喜男が「健康科学の確立」を講演

一般演題での疫学演題は，表題に疫学の語があるもの，抄録内容が疫学であるものを著者らが選択した。

は，重松逸造による「方法論としての疫学」が採択され[24)25)]，医学の一翼を担う学問領域として疫学が脚光を浴び，衛生・公衆衛生領域以外の医学者の間でも術語としての疫学が定着してきた。また，日本公衆衛生学会（表4-2），日本産業衛生学会などでも疫学研究発表が急速に増加していた。

2）海外における日本人の活躍

廣畑富雄（1931-：九州大学医学部卒。久留米大学と九州大学で公衆衛生学教授を歴任。1991〜1994年に日本疫学会初代理事長）は，1973（昭和48）年からハワイ大学で公衆衛生学教室教授と同がんセンターで疫学部長を兼務し，日米のがん疫学研究に深く関与した[26)]。また，Brian MacMahon（1923-2007）らの疫学教科書[27)]を翻訳して日本に紹介した[28)]。

戦後の疫学成長期から発展期にかけての疫学領域留学者の一部を順不同で紹介すると，重松逸造（ハーバード大学＝帰国後，金沢大学公衆衛生学教授，国立公衆衛生院疫学部長，（財）放射線影響研究所理事長などを歴任），岡田 博

（ジョンズ・ホプキンズ大学＝同，名古屋大学予防医学教授），勝沼晴雄（ピッツバーグ大学＝同，東京大学公衆衛生学教授），土屋健三郎（シンシナティ大学＝同，慶應義塾大学衛生学公衆衛生学教授，産業医科大学初代学長），平山雄（ジョンズ・ホプキンズ大学＝同，国立がんセンター疫学部長），島尾忠男（ストックホルム医科大学＝同，結核研究所で部長，所長を歴任），廣畑富雄（ハーバード大学＝同，上記で紹介），青木國雄（ペンシルバニア大学＝同，名古屋大学予防医学教授，愛知県がんセンター総長。1993～1996年に国際疫学学会理事長），加藤孝之（ペンシルバニア大学＝同，金沢医科大学公衆衛生学教授），細田裕（ウプサラ大学＝同，国鉄中央保健管理所，（財）放射線影響研究所で部長），大野良之（ミネソタ大学＝同，名古屋市立大学と名古屋大学で教授），柳川洋（ペンシルバニア大学＝同，自治医科大学公衆衛生学教授，埼玉県立大学長などを歴任。1995～1997年に日本疫学会理事長），橋本勉（ミネソタ大学＝同，和歌山県立医科大学公衆衛生学教授），青山英康（ジョンズ・ホプキンズ大学＝同，岡山大学衛生学教授，高知女子大学長などを歴任），富永祐民（メリーランド大学とジョンズ・ホプキンズ大学に留学＝同，愛知県がんセンター研究所疫学部長，所長，総長などを歴任），福田勝洋（ハーバード大学＝同，久留米大学公衆衛生学教授），田中平三（カリフォルニア大学ロサンゼルス校＝同，東京医科歯科大学疫学教授。1998～2000年に日本疫学会理事長），大久保利晃（カリフォルニア大学ロサンゼルス校客員教授＝同，産業医科大学環境疫学教授，産業医科大学長，（財）放射線影響研究所理事長などを歴任）など公衆衛生・疫学領域の研究者が続々と留学し，海外との活発な交流を始めた。

さらに，国際心臓財団が行うテン・デー・セミナー[*5]（Ten-day international teaching seminar on cardiovascular epidemiology and prevention）が1968（昭和43）年から毎年世界各地で集中的な循環器の疫学コースを提供[29)30)]しており，日本からも参加者が増加している。

3 感染症の疫学

1）結核の流行状況

1963（昭和38）年の第3回結核実態調査では，全国の有病者数が203万人と推計された[31)]。その後，5年おきに全国調査は継続され，第4回調査（1968：昭和43年）では153万人，第5回調査（1973：昭和48年）では76万人[31)]（有病率0.7％）と，ようやく小児へのBCG接種をはじめとする対策の効果が現れてきた[32)]。

有病率の低下につれて結核死亡率も減少し，1975（昭和50）年には人口10万対10を下回った[33)]。かつて結核研究所長であった隈部英雄が第1回結核実態調査（1953：昭和28年）の結果を見て「日本全体が粟粒結核を起こし，都市，郡部，あらゆる階層にまん延している」と慨嘆[34)]した状況から脱しつつあった。

一方，罹患率は1961（昭和36）年以降，加速的に減少していたが，1980（昭和55）年頃から鈍化しており，とくに塗抹陽性の肺結核

---

*5 テン・デー・セミナー：合衆国のJeremiah Stamler, Rose Stamler教授夫妻と英国のSir Geoffrey Rose教授が発起人となり，世界中の循環器疾患予防関係者に疫学コースを毎年10日間で提供するもの。1968（昭和43）年にユーゴスラビアで第1回セミナーが開催されて以来世界各地で開催されており，2000年末現在で参加者は100か国以上から延べ1,000人を超えて，各国の疫学公衆衛生研究の活性化，循環器対策の人材育成に寄与してきている。なお，このセミナーの日本版である日本循環器病予防セミナーは，1988年以来現在まで日本循環器管理研究協議会と日本心臓財団の共催で毎年実施されている。

表4-3 主な死因の経年変化（1920～1984年）

死因順位	1920（大9）	'40（昭15）	'50（昭25）	'60（昭35）	'70（昭45）	'80（昭55）	'84（昭59）
1位	肺炎 408.0	全結核 212.9	全結核 146.4	脳卒中 160.7	脳卒中 175.8	脳卒中 139.5	がん 152.5
2	胃腸炎 254.2	肺炎 185.6	脳卒中 127.1	がん 100.4	がん 116.3	がん 139.1	脳卒中 117.2
3	全結核 223.7	脳卒中 177.7	肺炎 93.2	心疾患 73.2	心疾患 86.7	心疾患 106.2	心疾患 113.9
4	インフルエンザ 193.7	胃腸炎 159.2	胃腸炎 82.4	老衰 58.0	事故 42.5	肺炎 33.7	肺炎 37.6
5	脳卒中 157.6	老衰 124.5	がん 77.4	肺炎 49.3	老衰 38.1	老衰 27.6	事故 24.6
6	老衰 131.3	がん 72.1	老衰 70.2	事故 41.7	肺炎 34.1	事故 25.1	老衰 24.1
7	がん 72.6	心疾患 63.3	心疾患 64.2	全結核 34.2	高血圧 17.7	自殺 17.7	自殺 20.4
8	心疾患 63.5	事故 39.5	新生児死 62.2	自殺 21.6	全結核 15.4	肝硬変 14.2	肝硬変 14.2
9	事故 46.8	自殺 13.7	事故 39.5	胃腸炎 21.2	自殺 15.3	高血圧 13.7	高血圧 10.9
10	自殺 19.0	肝硬変 6.7	腎炎 32.4	新生児死 18.5	肝硬変 12.5	腎炎 8.8	腎炎 10.6

病名下の数字は人口10万対粗死亡率
病名は略して記載＝肺炎（肺炎・気管支炎）；脳卒中（脳血管疾患）；老衰（精神病の記載のない老衰）；がん（悪性新生物）；事故（不慮の事故）；肝硬変（慢性肝疾患・肝硬変）；新生児死（その他の新生児固有の疾患）；高血圧（高血圧性疾患）；腎炎（腎炎・ネフローゼ症候群・ネフローゼ）

は，1975（昭和50）年以降あまり改善が見られていない[33]。

2）インフルエンザ

この時期，1968（昭和43）年に香港カゼ（H_3N_2），1977～1978（昭和52～53）年にソ連カゼ（H_1N_1）が世界的に大流行し，わが国でも届出患者数がそれぞれ98万人以上，24万人以上となっている[34)35]。

3）その他の感染症の動向

●腸管感染症

胃腸炎による死亡は1930（昭和5）年に死因1位であったが，1951（昭和26）年以降は上位5位から脱落し，肺炎・気管支炎も1963（昭和38）年以降は上位5位から消えた[36]。主な死因の経年変化を表4-3に示す。当時はまだ感染症サーベイランス[37]が始まっておらず，流行予測が定着したのは1981（昭和56）年に国の感染症サーベイランス事業が開始された以降であった。

主な感染症の動向として，この時期すでに発

生しなくなった感染症には，痘瘡，ペスト，狂犬病などがあげられる[35]。痘瘡は1974（昭和49）年に1例が報告されたのを最後に発生していない。ペストは1926（昭和元）年の8例が最後の報告となっている。狂犬病は1957（昭和32）年以降，動物，人ともに国内発生例はなかったが，国外感染例が1970（昭和45）年に1例，2006（平成18）年に2例発生している。

一方，海外との様々な部面での交流を反映して，日本国内に流行していない感染症が持ち込まれる事例も観察されている[35]。コレラはいわゆる復員コレラ（第3章で紹介）で1,200人を超える患者が確認されて以降は，1965（昭和40）年を最後にしばらく報告がなかったが，1977（昭和52）年に和歌山県有田市で発生（次項）が観察され，それから後は毎年100例程度が報告されるようになった。いずれも輸入症例が多い。赤痢は1975（昭和50）年以降，年間1,000例程度で輸入症例が主である。腸チフス，パラチフスは戦前は年間数万人以上の報告があったが，この時期には年間両疾患を合わせても2,000例程度にまで減少した。

●有田市におけるコレラ

1977（昭和52）年6月10日，有田市立病院を受診した下痢・嘔吐患者2人の便から15日にエルトール小川型[*6]コレラ菌が検出された[38)39)]。この2人に日常の接点はなく，海外渡航歴もなかったことから湯浅保健所（岩田弘敏所長＝和歌山県立医科大学公衆衛生学教授）を中心に国立予防衛生研究所（所長：福見秀雄）の支援のもと県行政をあげての疫学調査，防疫が進められ，16日にはWHOへ患者9人の報告がなされた。その後の防疫の顛末は岩田の回想録[40]に詳しいが，7月11日に最後の入院患者が退院し，ほぼ1か月で終息した。この間，保菌者59人と患者42人（コレラ菌検出は24人，うち1人死亡）が確認[38)41)]された。感染経路は海外からの輸入であると思われるが，結論は出ていない[40]。また，和歌山県産品がすべてコレラ汚染されているとの風評から，県知事が刺身の試食風景をメディア報道させる事態[40]となった。

この事例に対しては伝染病予防法の見直しが必要であるとの批判[42]がある中，翌1978（昭和53）年には海外渡航歴のない下痢患者からコレラが診断され，摂取した輸入ロブスターがエルトール小川型と稲葉型のコレラ菌に汚染されていたことが判明し，ある宴会場への出席者とその家族から45人の患者，保菌者が特定された[43]。

●非結核性抗酸菌症

早くは占部らによる横隔膜下膿瘍の報告（1941：昭和16年），染谷らによる肺感染の報告（1952：昭和27年）があった[44]が，本格的な疫学研究は1960（昭和35）年が最初[45]である。これは合衆国から非結核性抗酸菌のツベルクリン試薬の提供を得て，仙台，東京，名古屋の療養所に入院した結核患者の皮内反応，東京，敦賀，熊本の学童の皮内反応を検討した研究であり，その時点ではまだ日本の非結核性抗酸菌症は少ないと結論した。

1971（昭和46）年以降は，非定型抗酸菌症研究協議会が国内の400床以上の病院から報告を求めてまとめているが，この時期の罹患率は人口10万対0.89（1971年）〜1.92（1978年）

---

*6 エルトール小川型コレラ（El Tor Ogawa cholera）：古典的コレラ（アジアコレラ）に対して，インドネシアのセレベス（現スラウェシ）島の一部に限局していたコレラの生物型をエルトールと呼び，血清型により稲葉，小川，彦島に区分されている。1961年以降の流行は，世界的にエルトール・コレラが主である。エルトールとはシナイ半島にある都市名で，ここにあるエジプトの検疫所で最初に分離されたことに因む。

で推移[44)46)]している。

● 予防接種と感染症など

　猩紅熱は1970年代に年間1万例程度が届け出られており，減少に転じたのは1980年代以降である[35)]。ジフテリアは戦中には10万人の届け出があったが，1960（昭和35）年以降は順調に減少し，この時期には年間1,000例を下回る状況となった。ポリオは1964（昭和39）年から経口生ワクチン接種が始まっていたが，この時期には年間10例以内に減少した。百日咳は予防接種法の休止や混乱があり，1979（昭和54）年には年間1万例を超える届け出となったが，1984（昭和59）年には年間1,000例程度にまで減少した。

　これらの感染症の予防のため，ワクチン開発が続けられ，麻疹ワクチンは1966（昭和41）年から不活化生ワクチンが，風疹ワクチンは1977（昭和52）年から弱毒ワクチンが，水痘ワクチンは1980（昭和55）年から生ワクチンがそれぞれ接種されるようになった[47)]。また，種痘は1980（昭和55）年以降中止されている[47)]。

　なお，1800年頃（江戸時代）から風土病として日本各地に流行地が確認されてきた日本住血吸虫症は，中間宿主のミヤイリガイ対策が地道に進められた結果，1977（昭和52）年に山梨県内から報告された1例を最後に完全に国内から消失し，現在では輸入症例のみとなった[48)]。

4）未知の感染症

● 川崎病

　1967（昭和42）年，当時日本赤十字社医療センターで小児科医（のち部長）であった川崎富作（1925-：千葉大学医学専門部卒。1999〔平成11〕年よりNPO川崎病研究センターを主宰）が，自験50例の「急性熱性皮膚粘膜リンパ腺症候群」を報告した[49)50)]。現在，川崎病として知られるようになった病気の初記載であった。その後，当時の厚生省研究班が1970（昭和45）年に発足して，多くの臨床家，疫学者の協力のもと原因究明と予防，治療，長期予後の追究が行われるようになった。研究班が全国調査の目的でまとめた診断の手引きは，本疾患に対する現場医師の認識を向上させた。病因に関しては当初から感染症との見方があるが，まだ病原体は発見されていない。

● エイズ

　1981（昭和56）年，合衆国で世界初のエイズ患者が報告[2)51)]され，エイズ（AIDS, acquired immunodeficiency syndrome）と命名された。病因ウイルス[*7]は1983（昭和58）年に分離され，HIV（human immunodeficiency virus）と称されている[52)]。振り返って，わが国では1980（昭和55）年に，本邦初の非加熱血液凝固因子製剤によるエイズ感染例が出たと推定されている[52)]。エイズに関して法的整備がされたのは1989（平成元）年で，「後天性免疫不全症候群の予防に関する法律」の登場までわが国には関係法令がなかった。

4　がんの疫学

1）がん死亡率の動向

　戦後，がん死亡は増加を続けてきた。1981（昭和56）年には，ついに脳卒中死亡を抜いて死因1位（表4-3）となり[53)]，以後今日までがん死亡が死因1位を続けている。

　この時期，男女とも胃がんが圧倒的に多く，

[*7] 病因ウイルス：発見者のフランス・パスツール研究所のLuc Antoine MontagnierとFançoise Barré-Sinoussiには2008年のノーベル医学生理学賞が授与された。

男では肺がん，肝がん，大腸がん，食道がんが，女では子宮がん，大腸がん，肝がん，肺がんが2～5位を占めていた[53]。これらの年次推移を年齢調整死亡率[*8]で観察すると，この時期すでに男では全部位でみると微増，女では減少傾向を示しており，75歳以上のいわゆる後期高齢者死亡で脳卒中，肺炎など他疾患が減少したために，相対的にがん死亡が増加した結果[53]の反映であると考えられている。

2）がん対策

第3章で既述のように，1978（昭和53）年，日野原重明はがん，脳卒中などの慢性非感染性疾患を習慣病と呼ぶことを提唱したが，その時点ではまだ行政用語であった"成人病"の呼称の方が一般的であった[54]。1966（昭和41）年には，胃集団検診バスによる胃Ｘ線検診が実用化され，検診による早期発見が急務であると考えられた。

循環器を中心とした基本健診と胃，肺，子宮，乳がんについての健診・がん検診受診率を向上させ，早期発見によるがん対策を推進する目的で，1982（昭和57）年に老人保健法が国会を通過し，1983（昭和58）年から施行された[55]。そのため，市町村の保健担当者は検診実施とその事務処理に年中忙殺されることとなった。

3）がんの疫学研究

●計画調査

前章で紹介したように，1962（昭和37）年に開設された国立がんセンター研究所に，1965（昭和40）年疫学部が設置され，国立公衆衛生院から平山 雄が部長として着任した。

平山は着任早々，いわゆる計画調査（第3章脚注*6参照）を企画し，がん死亡を指標に，全国29保健所管内26万人を追跡する一大コホート研究を始めた[56]。これは，疫学者が企画して情報収集したわが国初の本格的がんコホート研究であった。平山は精力的に成果を公表し，部位別に生活習慣要因と発がんリスクを示した。また，喫煙の健康影響に注目し，受動喫煙により非喫煙妻の肺がんリスクが2倍になること[57]を世界に先駆けて発表した。

●その他の疫学研究

愛知県でも1964（昭和39）年から県のがんセンター研究所に疫学部が置かれ，1969（昭和44）年には後に国際疫学学会長を務める青木國雄（1928-）が初代部長として着任し，引き続き1977（昭和52）年からは富永祐民（1937-）が第2代部長となり，本格的にがんの疫学研究を開始した[58]。青木・富永両部長の時代には，大腸がんの症例対照研究，食道がんの症例対照研究などの業績が発表された[59]。

また，大阪府立成人病センターでは，1971（昭和46）年から第2代調査部長となった藤本伊三郎（1926-）が地域がん登録を推進していた[60]。この時期，国内のがん登録は第3章で紹介したABCC（広島市，長崎市），宮城県，大阪府，愛知県，千葉県，兵庫県に続き，滋賀県（1969：昭和44年），鳥取県（同），香川県（同），神奈川県（1970：昭和45年），北海道（1972：昭和47年），三重県（同），高知県（1973：昭和48年），佐賀県（同），山形県（1974：昭和49年）の2市14道府県へと拡大し，対がん協会，県立成人病センター，県立がんセンター，医科大学，行政当局などが解析を担当する時代になっていた[64]。また，これらの登録情報をデータベースとした共同研究も試み

[*8] 年齢調整死亡率：年齢構成の異なる集団の比較や，同一集団の経年比較の際に，集団の年齢構成の違いによる影響を排除するために行われる。基準に用いる人口として，古典的には瀬木の世界人口（1950年人口から考案＝第3章で紹介）があり，近年では1985年モデル人口が用いられている。

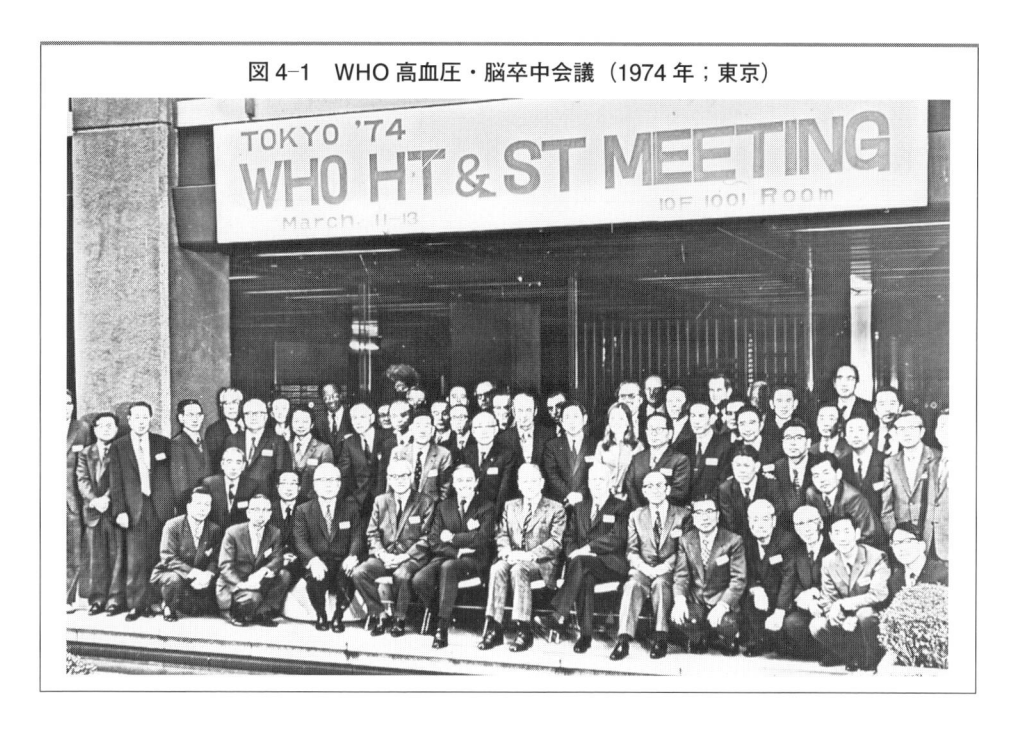

図 4-1　WHO 高血圧・脳卒中会議（1974 年；東京）

られ，家族集積性，地理疫学，移民の影響などが全国レベルで検討された[60]。

これらの学術活動には，1978（昭和53）年から始まった「がん疫学研究会」の役割も大きかった。

● 職業がん

この時期，職業性曝露と発がんについても研究が進んだ。ベンジジンによる膀胱がん，タールによる皮膚がん，ヒ素による皮膚がん・肺がん，クロムによる上気道がん，ベンゼンによる白血病，石綿による悪性中皮腫・肺がん，電離放射線による白血病・皮膚がんなどが労災補償の中で明らかにされていった[61]。

また，特殊な事例として，旧日本陸軍の毒ガス製造（イペリット[*9]）に従事した者の追跡により，肺がん，気管支前がん病変が報告された[62)63]。

---

*9　イペリット：一般名 sulfer mustard。びらん性ガスとして，皮膚・粘膜の直接障害を来す。第2次世界大戦中には広島県大久野島などで製造されていた。

5　循環器疾患の疫学

1）循環器疾患の動向

1951～1980（昭和26～55）年の30年間，わが国の死因1位は脳卒中であった[64]。年齢調整死亡率で年次推移を観察すると，1974（昭和49）年以降は脳梗塞が脳出血より多くなっているが，これは1970年代以降に脳CT[*10]検査[65)66]が一般化したため，診断精度が向上したことにもよる[67]と考えられる。

この時期，WHOは日本の循環器専門家を担当医官に任命して，高血圧・脳卒中対策の強化を目指していたが，1974（昭和49）年には日本の疫学関係者が世話役となって高血圧・脳卒中対策に関するWHO会議を各国より約60人

---

*10　脳CT検査：英国EMIで音響の研究を行っていたSir Godfrey Hounsfield（1919-2004）が，複数のX線像をコンピュータで再構成し，断面図を表示する画像技術を開発してCT（computed tomography）と命名した。Hounsfieldはこの業績で，1979（昭和54）年のノーベル医学生理学賞を受賞した。

第4章 ● 発展期の疫学（その1）

の参加を得て東京で開催しており（図4-1），これらの疾患に対する地域対策の強化策を提言している[68]。また，心疾患とくに虚血性心疾患が日本では諸外国に比較して少ないと考えられていた[69]が，WHOは虚血性心疾患について国別比較のより正確な情報収集を行うため，MONICA study[*11]を計画し，1984（昭和59）年から世界27か国41地域で同一診断基準による急性心筋梗塞登録を開始した[70][71]。日本には1985（昭和60）年に参加が要請された。

当時の厚生省は，1961（昭和36）年と1962（昭和37）年に第1回成人病基礎調査を，1971（昭和46）年と1972（昭和47）年に第2回成人病基礎調査を行い，日本における高血圧，心疾患，脳卒中の実態を調査した[72]。その後この調査は，第3回の1980（昭和55）年に循環器疾患基礎調査と名を変えて継続された。毎回の調査で無作為に抽出された男女の対象者数（全国地区数）と受検率をあげると，第1回は40歳以上の7,141人（114地区）で83％，第2回は30歳以上の19,128人（197地区）で68％，第3回は30歳以上の13,771人（300地区）で79％であった。これらの調査は，10年ごとにおける日本人の血圧値，血清総コレステロール値などの推移を示す根拠として，貴重な情報を提供している[72]。

2）移民研究

1965（昭和40）年，ABCC（第3章参照）の企画でNi-Hon-San Studyが開始された[73]。Ni-Hon-Sanとは日本（Ni），ホノルル（Hon），サンフランシスコ（San）を示しており，脳卒中の多い日本人が，ハワイ，合衆国本土へ移住することで虚血性心疾患主体の疾病構造へ変化することを明らかにしようとした移民研究[74]であった。

この研究の対象者は，日本では41～70歳の男13,000人，ホノルルでは46～65歳の日系人男8,000人，サンフランシスコ（シスコ）では日系人男3,000人であった[74]。日本とホノルルでは剖検も含めた詳細な研究を行っている。得られた成績は，同一年齢階層では体重は日本が軽く，ホノルル，シスコの順に増加し，血糖・中性脂肪は日本が低く，シスコが続き，ホノルルが最も高値，摂取栄養では日本の総カロリー，蛋白質由来カロリーがともに最も少なく，シスコが続き，ホノルルがいずれも最も多かった。また，食塩摂取は日本が最も多く，シスコが次に多く，ホノルルが最も少なかった半面，血圧値は3集団で有意差はみられなかった（表4-4）など，3集団間で特徴的な背景が明らかとされた[73][75]。

5年間の追跡で，脳卒中死亡率は日本がシスコの2倍，ホノルルの5倍であった。虚血性心疾患死亡率は日本が最も低く，ホノルルでは日本の約2倍，シスコでは約2.5倍に達していた[73]。このように，Ni-Hon-San studyは同じ遺伝的背景を持ちながら環境によって疾病発症に大きな影響があることを実証した疫学研究である。

3）世界7か国研究（Seven countries study）

木村 登（第3章参照）の始めた国際共同プロジェクトは後任教授の戸嶋裕徳（1928-）に引き継がれ，10年間，20年間の追跡成績が報告されている[76]。40～59歳男の死亡率を比較すると，日本（田主丸，牛深）はギリシャと並んで虚血性心疾患死亡率が低く，脳卒中死亡率は7か国中で最も高かった。コホートごとの血

[*11] MONICA study：WHOが心血管疾患の発生頻度とリスク因子を明らかにするために，世界21か国で同一診断基準を用いて行った疫学調査。MONICAとはmonitoring of trends and determinants in cardiovascular diseaseとのプロジェクト名に由来する。

表 4-4　Ni-Hon-San study の概要

項　目	日本	ホノルル	サンフランシスコ
脳卒中死亡率	5.4	1.1	2.5
心筋梗塞死亡率	2.1	3.9	4.9
身長（cm）	161.0	162.6	162.4
体重（kg）	55.5	62.8	64.6
脂肪厚（cm）	10.7	16.3	15.7
肺活量（L）	3.0	3.1	3.6
最大血圧（mmHg）	136.2	134.3	141.7
最小血圧（mmHg）	84.7	82.6	89.2
T Chol（mg/dl）	175	219	228
糖負荷血糖*（mg/dl）	140	164	161
尿酸（mg/dl）	5.3	5.9	6.0
中性脂肪**（mg/dl）	124	180	170
総摂取熱量（kcal）	2132	2274	2268
脂肪カロリー比（%）	15.1	33.3	37.6
炭水化物比（%）	63.2	46.4	44.4
動物性蛋白質（g/日）	40	71	66
植物性蛋白質（g/日）	37	24	23
飽和脂肪（g/日）	16	59	66
不飽和脂肪（g/日）	21	26	29
ナトリウム（g/日）	4.6	2.9	3.1

文献 72) より著者ら改編
死亡率は 1965～1970 年の 60～64 歳男（人口 1,000 対）
身長～中性脂肪値は 55～59 歳男の平均値
*：50g ブドウ糖負荷 1 時間値
**：空腹時値
総摂取熱量～ナトリウムは 45～69 歳男の 1 日平均値

清総コレステロール値と虚血性心疾患死亡率との間の相関係数は 0.73 でよく相関することが結論された（図 4-2）。本研究は国際的に標準化したプロトコールにより実施された長期の共同研究であり，栄養調査に関してはとくに評価が高い[76]。

4）国内の疫学研究

●八千穂村研究

長野県八千穂村では，佐久総合病院院長の若月俊一（第 3 章参照）が 1959（昭和 34）年以来，全住民（約 5,400 人）を対象に健康管理を行ってきた。脳卒中発症数は，1970（昭和 45）

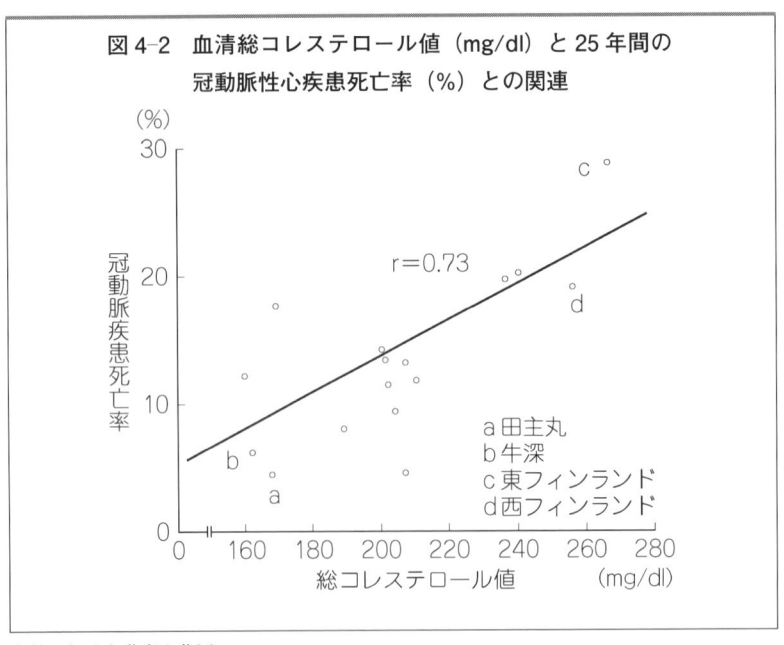

図 4-2 血清総コレステロール値（mg/dl）と 25 年間の冠動脈性心疾患死亡率（%）との関連

r=0.73

a 田主丸
b 牛深
c 東フィンランド
d 西フィンランド

文献 76）より著者ら作図

年までの年平均 20.1 人から 1971（昭和 46）～1982（昭和 57）年には 13.9 人にまで減少した。逆に，心筋梗塞は年平均 1.3 人から 1.5 人へと増加に転じた。また，国民保険医療費は，検診開始時点では異常発見への対応のため増加したが，1967（昭和 42）年から減少しはじめ，近隣市町村の 80% にまで低下[77]した。

● 久山町研究

久山町研究は，勝木司馬之助（第 3 章参照）が 1961（昭和 36）年に開始し（当時の人口約 6,800 人，うち 40 歳以上約 1,800 人）この時期には 10 年後以降の成績がまとまりつつあった[78)79)]。この研究では，開始以来 80% 以上の高い剖検率を誇っているが，1964（昭和 39）年に町長，町議員，宗教家，住民が死後剖検を承諾する会「久山町健康クラブ」を設立したことが追い風になった[80)81)]という。また，研究年次が進むにつれて情報量が飛躍的に増加してきているが，情報処理技術の革新がデータ管理を可能とした[79)]。

研究体制では，この時期，勝木教授の後任となった尾前照雄（1926-）は，研究費獲得と研究体制の維持に奔走した[81)]。当初，久山町の脳卒中死亡は脳出血が多いと考えられていたが，死亡診断書と剖検結果を突き合わせると，追跡 20 年で脳梗塞：脳出血比は男 3.2，女 6.7 と脳梗塞優位になっていることが明らかとなった。その後現在に至るまで，心疾患やがん発症，高齢者の認知症の問題まで含めて，総合的な追跡が継続されている[78)]。

● 秋田・大阪・高知における研究

大阪府立成人病センターで初代集団検診第一部長（1975～）であった小町喜男（1927-）は，1980（昭和 55）年に筑波大学社会医学系教授に転出[82)]し，後任は飯田 稔（1934-）が部長となった。小町らのグループは集団検診の手技を確立し，標準化に努め，低栄養，その指標としての低血清総コレステロールが日本の脳卒中発症のリスクになっていること[83)]を病理学的観察を含めて明らかにした。また，研究のみならず，その都度得られた知見を政策に反映させ，介入地域の脳卒中発症率を半減させ

た[84]～[86]。

● 新発田研究

新潟県新発田市赤谷地区では，脳卒中予防を目的に，1972（昭和47）年から集団検診による健康管理が始められた[87]。脳卒中対策の活動母体として，行政，住民組織，医師会，中核病院，保健所，研究機関が協議会を組織して，研究者は事後管理と疫学調査を担当した。国立健康・栄養研究所，栄養学専門家の参加を得て，半定量法による栄養調査を実施した点に特徴がある[88]。

● 端野・壮瞥研究

本研究は，札幌医科大学第2内科が1977（昭和52）年に開始した地域疫学研究である[89]。主要成果は次の"疫学の拡大期"に報告されるが，軽症高血圧のリスクや，耐糖能異常の影響について示唆を与えた[90]。

● 職域における循環器疾患予防研究

職域では，結核対策をひとまず終えた千葉保之（第2章参照）が，国鉄職員の健康管理として，福田安平らと循環器疾患の管理を手がけていた。脳卒中，心発作の予防に関して，血圧，肥満度，胸部X線による心胸比，心電図，血清総コレステロール値などの寄与について，詳細なモノグラフを発表している[91]。

5）日本循環器管理研究協議会の発足

第3章で述べたように，1965（昭和40）年の日本公衆衛生学会高血圧自由集会での提案を契機に，日本循環器管理研究協議会（日循協）設立の気運が高まり，年末には小林太刀夫（1913-2005：東京大学医学部卒。母校の第四内科教授，昭和大学名誉院長などを歴任）を委員長，重松逸造を副委員長にした設立準備委員会が開催され，東京大学医学部第四内科が事務局となった[71]。

1966（昭和41）年に京都での日本循環器学会に先立って，小林会長のもと第1回日循協総会が開催され[92]，正式に発足した。臨床と公衆衛生が相携えて，日本の循環器疾患の制御をめざすという，それまでにない画期的な協議会であった。

日循協は，1966（昭和41）年にまず血圧測定，心電図読影などの，循環器検診の基本手技の標準化を行い[71]，定期的に改訂しながら今日までハンドブックとして刊行を続けてきた[93]。この時期，他に1976（昭和51）年には高血圧，動脈硬化の予防に関する研究（主任研究者＝伊藤良雄・東大教授），1981（昭和56）年には循環器疾患の効率的体系化に関する研究（主任研究者＝重松逸造・（財）放射線影響研究所理事長），1983（昭和58）年には脳・心血管疾患の死亡率・発生率の動向のモニタリング（主任研究者＝重松逸造）などの研究が実施されている[71]。

6 まとめ

この時期（疫学の発展期）には海外との交流が進み，日本の研究者が海外へ留学することも珍しくなくなった。疫学のオリジナル教科書も複数が公表され，他の領域の医学者，研究者からも疫学の重要性が認識されることとなった。

分野別には，感染症の疫学では結核研究が質量ともに充実しており，がん疫学では平山のコホート研究が受動喫煙の健康影響を世界で最初に明らかにするなど，世界的な業績が出はじめた。循環器疾患の疫学では，個別の研究の進展とともに日循協が発足し，臨床家と疫学・公衆衛生研究者とが連携を密にした取り組みが始まっている。

このような中，日野原重明の提唱した習慣病

の概念は重要であり，とくに1964（昭和39）年の東京オリンピック開催と日本選手団の活躍を契機に，国民の体力づくりが脚光を浴びた。1965（昭和40）年には早くも財団法人・日本万歩クラブが設立され，1日1万歩のスローガンが出された[94]。また，国産商業歩数計として，ヤマサ時計が万歩計（万歩メーター）の商標登録で売り出し，一大ヒット商品となった[94]。

一方，世界的な臓器移植医療の普及を背景に，1973（昭和48）年には日本初の心臓移植が行われ，死の定義が改めて問われるようになった。この時期における日本の医療の対象は，少子高齢化の進行と平行して感染症を中心とした急性疾患よりいわゆる生活習慣病などの慢性疾患への移行が顕著であり，これまでにない技術革新と医療拡大の時代になった。疫学に対する期待もそれだけ増大した時代ということができよう。

第5章

発展期の疫学（その2）
―公害病と原因不明疾患への対応―

Key words スモン　SMON (subacute myelo-optico-neuropathy), 難病疫学研究班　research committee on epidemiology of intractable diseases, 水俣病　Minamata disease, イタイイタイ病　Itai-Itai disease, カネミ油症　Yusho PCB poisoning, ヒ素ミルク事件　arsenic contaminated dry milk incident

1　はじめに

　戦前のわが国の研究は，主任教授が教室員に命じて行わせる自己（教室）完結的なものが主流であった。教授の権限は絶大で，しばしば教授名を付けた呼称（東大・三浦内科，九州大・大森外科など）が行われた。この慣習は戦後も一部継続されたが，医学・医療も時代の変化に迅速に対応することが求められるようになった。

　戦後間もない1946（昭和21）年には，既述のようにGHQのSams准将が医学部卒後教育に合衆国流のインターン制が必要であることを勧告し，混乱の中で実地修練生への身分保障も曖昧なままに制度だけが始められた。インターン制廃止の学生運動は，安保闘争とも連動して東京大学から全国へと拡大していった。1964（昭和39）年には，厚生省の諮問機関である医師実地修練及び医学教育等検討打ち合わせ会が，現行インターン制を廃止し国家試験に合格した者には医師免許を与えることを答申した。

　しかし，この答申は国会審議未了で法制化されず，1967（昭和42）年には全国的に医学部でインターン制に替わる登録医制度への反対運動が展開された。1968（昭和43）年には東京大学内で医学部だけでなく全10学部がストライキに突入し，安田講堂が学生に占拠される事態となった。大学当局は警察や機動隊の出動を要請し，学生側には他大学からの応援学生も来るなど，騒然とした2年が経過したが，1969（昭和44）年5月に授業再開があり，いわゆる東大医学部紛争は決着した。"日本の疫学発展期"はこのような時代背景の中で始まった。

　第4章で紹介したように，この時代脳卒中を主とした循環器疾患の制御のため日本循環器管理研究協議会が発足し，臨床家と公衆衛生関係者が協力して学際的に寄与するようになった。また，難病や公害病などを含む原因不明疾患の病因を迅速に解明し，対策に役立てることが至上命題となり，疫学者をコーディネーターにしたプロジェクト研究の有用性が認められるようになった。

　本章では，疫学発展期とした1965（昭和40）年よりの20年間について，前章で述べた感染症，がん，循環器疾患以外の分野における医療と疫学の役割をみてみることにしたい。この時期，1971（昭和46）年7月には当時の総理府の外局として環境庁が発足し，初代の専任長官は大石武一（1909-2003：東北大学医学部卒。同大学内科助教授から，父の死去を契機に1948年に衆議院議員に当選，以後参議院議員を含め当選10回。1976年には農林大臣〔三木改造内閣〕も務めた）が指名され，医師による

環境行政が実現した。

2 難病の疫学

1）スモンの原因究明
●戸田の奇病

　昭和30（1955）年頃から，全国各地で腹痛，下痢を初発症状として，足先，指先へとしびれが拡大，ついには歩行不能に至る原因不明疾患が注目されていたが，特に東京オリンピックのボートコースである埼玉県戸田で患者46人が集団的に報告されたため，「戸田の奇病」としてメディアの取り上げるところとなった[1]。この疾患はスモン（SMON）[*1]と呼ばれるようになり，当時の厚生省は京都大学の前川孫次郎教授を主任に，1964（昭和39）年9月に30万円の研究助成を行い，研究者11人から成る「腹部症状を伴う脳脊髄炎症」研究班が急遽発足したが，3年間の研究で原因に関する結論を得ないまま，解散となった[2]。

●続くスモン流行

　前川班が解散してからもスモンの流行は断続的に続き，1968（昭和43）年には岡山県内で100例以上の集団発生が観察される事態となり，1969（昭和44）年に厚生省は，当時としては破格の研究費3,500万円を投入して「スモン調査研究協議会」を発足させた[1)2)]。前川班でウイルス原因説が出されていたため，国立予防衛生研究所ウイルス中央検査部長の甲野礼作を班長に，44人の班員を疫学班（重松逸造リーダー），病原班（甲野礼作リーダー），病理班（江頭靖之リーダー），臨床班（豊倉康夫リーダー）の4グループ体制に組織して研究が進められ，疫学班では全国実態調査を行った[2]。

　1967（昭和42）・1968（昭和43）年の2年間で，沖縄を除く46都道府県から4,355人が報告され，1964（昭和39）年に和歌山県立医科大学の楠井賢造教授が行った全国調査結果の37都道府県から823人との患者数より，相当多いことが判明した[1)3)]。

●スモンのキノホルム説

　1970（昭和45）年には，研究班に5,000万円の研究費が投入され，班員は64人となった[2]。スモン患者の緑色舌苔に注目していた臨床班では，それが整腸薬のキノホルム（一般名クリオキノール）の三価鉄キレート化合物であることを突き止めた[1)4)]。この結果は，6月30日の班会議で田村善藏教授（東京大学薬学部）から発表され，それを聞いた臨床班員の椿 忠雄（新潟大学脳神経研究所教授）は直ちに新潟県6病院と長野県1病院でスモン患者171人の薬歴調査を行った結果，神経症状発現前に166人（97％）がキノホルム服用歴のあること[5]を新潟県衛生部を通じて8月6日に厚生省へ報告した。これは，8月27日の厚生省小委員会を経て9月7日の中央薬事審議会に伝えられ，9月8日にはキノホルムの販売停止措置となった（図5-1）。奇しくも，かのJohn Snow（第1章で紹介）が1854年ブロード・ストリートのコレラ防疫のため，ポンプのハンドルをはずして使用できなくするように勧告したのと同じ日[6]であった。

●キノホルム販売停止後のスモン

　キノホルムが販売停止されてから，ほぼ同時に患者発生は激減し，翌月からはほとんどなくなった。この間のスモン患者発生情報の収集，解析やスモンとキノホルムの因果関係推定のための疫学的検討は疫学班が担当した。また，その後の動物実験でキノホルムを摂取したイヌ，

[*1] スモン（SMON）：subacute myelo-optico-neuropathyの略。亜急性脊髄視神経末梢神経症とも。1971（昭和46）年以降，国内新発症例はない。

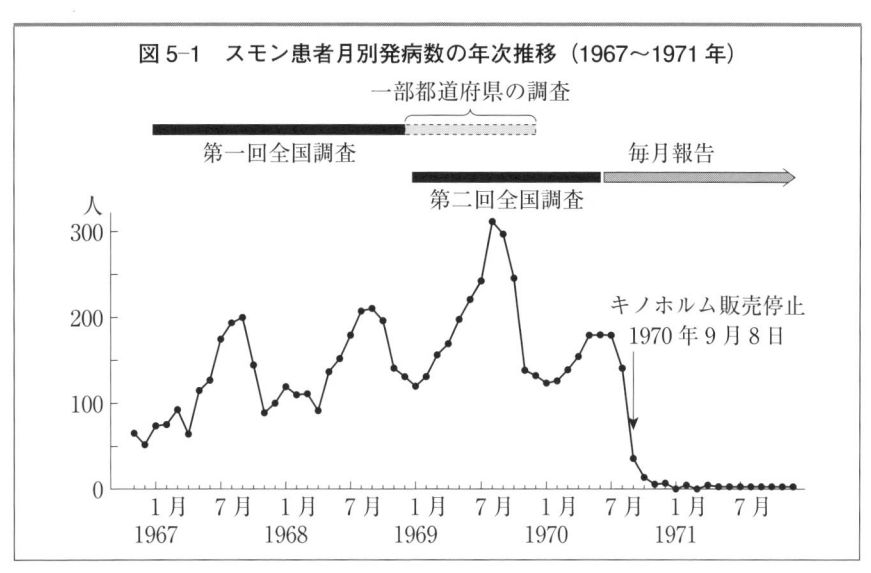

図 5-1 スモン患者月別発病数の年次推移（1967〜1971 年）

文献 1)の図 13 より引用

ニワトリ，ネコ，カニクイザルにスモンが発生し，キノホルム説の確からしさが確認された[7)8)]。これらを Sir Austin Bradford Hill の因果関係判断のための 9 規準[9)〜11)]（第 4 章脚注*1 参照）に当てはめると，表 5-1 のように整理できる。

この説に対しては，海外から Thomas Wilson Meade（英国）[11)]が，国内から箕輪登[12)13)]らが疑問を呈したが，それぞれ重松がていねいに誤解を指摘した解説を行っている[11)14)]。

2）難病特定疾患対策

スモンの原因解明と続発症予防に成功した[15)]ことから，厚生省はプロジェクト研究の重要性を評価し，1972（昭和 47）年から難病特定疾患対策を，1974（昭和 49）年から小児慢性特定疾患治療研究事業を開始して，1976（昭和 51）年には難病の疫学研究班を発足させた[16)]。疫学研究班は，植松 稔（1920–：慶應義塾大学医学部卒。岩手医大教授を経て，北里大学医学部公衆衛生学教授）が 1976〜1981（昭和 51〜56）年に班長を，青木國雄（名古屋大学医学部予防医学教授）が 1982（昭和 57）年以降を担当した[16)]。

植松班では，最初の 3 年間は地理病理学的研究分科会（分科会長＝黒岩義五郎・九州大学神経病教授），疫学要因研究分科会（同＝青木國雄・前出），HLA 分科会（同＝辻 公美・東海大学血液センター教授）の 3 分科会が置かれ[16)]，後半の 3 年間では要因分科会（同＝細田 裕・国鉄中央保健管理所主任医長），総括分科会（同＝青木國雄・前出），地域疫学分科会（同＝島田 晋・愛知県衛生部長），病理分科会（同＝島峰徹郎・東京大学病理学教授）の 4 分科会体制[17)]で運営された。植松班の 6 年間では，難病の記述疫学（表 5-2），パーキンソン病の症例対照研究，病理剖検輯報を活用した解析などの業績がまとめられた[17)]。

青木班では，初年次は総括分科会（分科会長＝細田 裕・前出），要因分科会（同＝柳川 洋・自治医科大学公衆衛生教授），地域分科会（同＝石井慶蔵・北海道大学公衆衛生教授），その他の重要事項担当（倉恒匡徳・九州大学公衆衛生教授）の体制[18)]を，2 年目は総括分科会（同＝細田 裕），要因分科会（同＝柳川 洋），

表 5-1　Hill の 9 規準とスモン

関連性（原表現）	内　容
・強固性（strength）	キノホルム 2 週間以上服用者の 25％にスモン発症，またスモン重症例では全例キノホルム多量内服あり
・一致性（consistency）	広島・呉市（1962-69 年：245 人），岡山・井原（1963-69 年：191 人），岡山・湯原（1966-69 年：81 人），山形・米沢市（1961-68 年：41 人），新潟・湯沢（1963-68 年：65 人）など別の時期に別の場所でキノホルム服用者から発症あり
・特異性（specificity）	新潟・長野 7 病院のスモン患者の 97％がキノホルム服用，キノホルム非投与群からのスモン発生はほとんどなし
・時間的関係（temporal relationship）	スモン患者でキノホルム服用前にスモン発症者なし 1970 年 9 月の販売停止後の報告症例は 10～12 月 26 例，1971 年は年間 23 例
・生物学的勾配（biological gradient）	キノホルム服用女性 853 人の調査では，10g 以下の服用でスモン発生が 0.2％，15−20g で 27 倍，25-30g で 41 倍，35g 以上で 75 倍と明白な量―反応関係がみられた
・生物学的妥当性（biological plausibility）	スモン患者の尿と舌からキノホルムの三価鉄キレート化合物が検出され，キノホルム服用の生物学的根拠に矛盾しない
・整合性（coherence）	動物実験でキノホルム投与されたイヌ，ニワトリ，ネコ，カニクイザルがスモン発症
・実験（experiment）*	キノホルム販売停止後にはスモン新症例が激減した
・類似性（analogy）	化学物質による他の神経症状では，水銀による水俣病，ヒ素による森永ヒ素ミルク事件などの事例がある

*：実験とは実験的根拠（結果としての人体実験）ということであり，動物実験とは異なる．キノホルムが原因物質と疑われた時点で，倫理的に人体へのキノホルム投与は行えない．

地域分科会（同＝石井慶蔵），病理分科会（同＝浦野順文・東京大学第二病理教授）の 4 分科会のほか各個にプロジェクト研究が行われた[19]．青木班の最初の 2 年間では，難病の記述疫学，ことに高齢者の分布，個別の難病研究班 100 班の過去 11 年間の報告書の整理[20]，病理剖検輯報（1974～1981 年）に収載された主病変，副病変の病理疫学などの業績が得られた[20]．

3　公害と疫学

1）公害事例のその後

戦後の好景気が続く日本は，1969（昭和 44）年に 43 か月連続を記録して"いざなぎ"景気と呼ばれる社会状況となり[21]，産業分野では生産拡大が続いていた．労働者の健康に関しては，1972（昭和 47）年に労働安全衛生法が制定され，産業医の設置基準，有害作業の内容，安全衛生委員会の運営などが定められた．しかし，公害に関しては法的整備もまだ進んでいなかった．

水俣病については，公害健康被害の補償等に関する法律（公害被害法）が 1974（昭和 49）年に施行され，救済内容が拡充された．1956（昭和 31）年以来，典型例以外に不全型や軽症例が多数発見され，1973（昭和 48）年には 292 人が新規に報告された[22]．

イタイイタイ病は，1968（昭和 43）年に当時の厚生省が「カドミウムの慢性中毒である」との見解を示した[23]．患者の発生地である富山

表 5-2 主な難病患者の性別，年齢別特徴（植松班）

疾患名	性比	ピーク年齢（歳）	年齢別カーブ
ベーチェット病	男は女の 6 割増	25〜34	20 歳より急速に上昇以後年齢とともに徐々に減少
スモン	女は男の 4 倍	55〜64	30 歳以後 60 歳まで徐々に増加
無形成貧血	男は女の 3/4	20〜24 と 65〜69	若年より高年齢まで大きな差なし
急性および亜急性肝臓壊死	男は女の 6 割増	25〜34	20 歳より上昇，30 歳以後漸減
その他の肝硬変	男は女の 2 倍半	45〜54	20 歳以後増加 50 歳以後減少
血清肝炎	男は女よりやや多い	25〜34 55〜64	30 歳と 60 歳の 2 峰性
栓球減少症	男は女の 1/2	0〜4	10 歳以下の山著明，30〜60 歳はほぼ定常
潰瘍性大腸炎	男は女の 3/4	20〜24	20 歳前半の山，以降徐々に減少
ネフローゼ症候群	男は女の 6 割増	5〜9	5〜9 歳に著明な山，以降徐々に減少
その他の慢性間質性肺炎	男は女の半分よりやや多い	70 以上	50 歳以降年齢とともに増加
慢性腎炎	男は女よりやや多い	25〜34	30 歳までゆっくり上昇，以降なだらかに減少
メニエール病	男は女の半分	45〜54	30 歳より上昇，50 歳以降徐々に減少
振戦麻痺	男女ほぼ同じ	65〜69	40 歳より上昇
中毒性びまん性甲状腺種	男は女の 1/3	25〜34	10 歳台後半より急上昇，30 歳より漸減
甲状腺種の記載のない甲状腺中毒症	男は女の 1/3	45〜54	50 歳まで徐々に上昇，以後急減
甲状腺炎	女は男の 7 倍	35〜44	40 歳に山
全身性エリテマトーデス	女は男の 10 倍	25〜34	10 歳台後半より急上昇 30 歳以降減少
ビュルガー病*	男は女の 7 倍	35〜44	20 歳台から出現，40 歳でピーク，60 歳台前半まで続く
その他の慢性関節リウマチ	男は女の 1/3	55〜64	10 歳台より年齢とともになだらかに上昇
慢性膵臓炎	男は女の 3 倍	35〜44	40 歳台に山

資料 わが国における難病の疫学像の推定―厚生省患者調査利用の可能性，厚生省特定疾患疫学調査班（1976）
*バージャー病（Buerger's disease）とも。閉塞性血栓血管炎（thromboangitis obliterance）と同義。

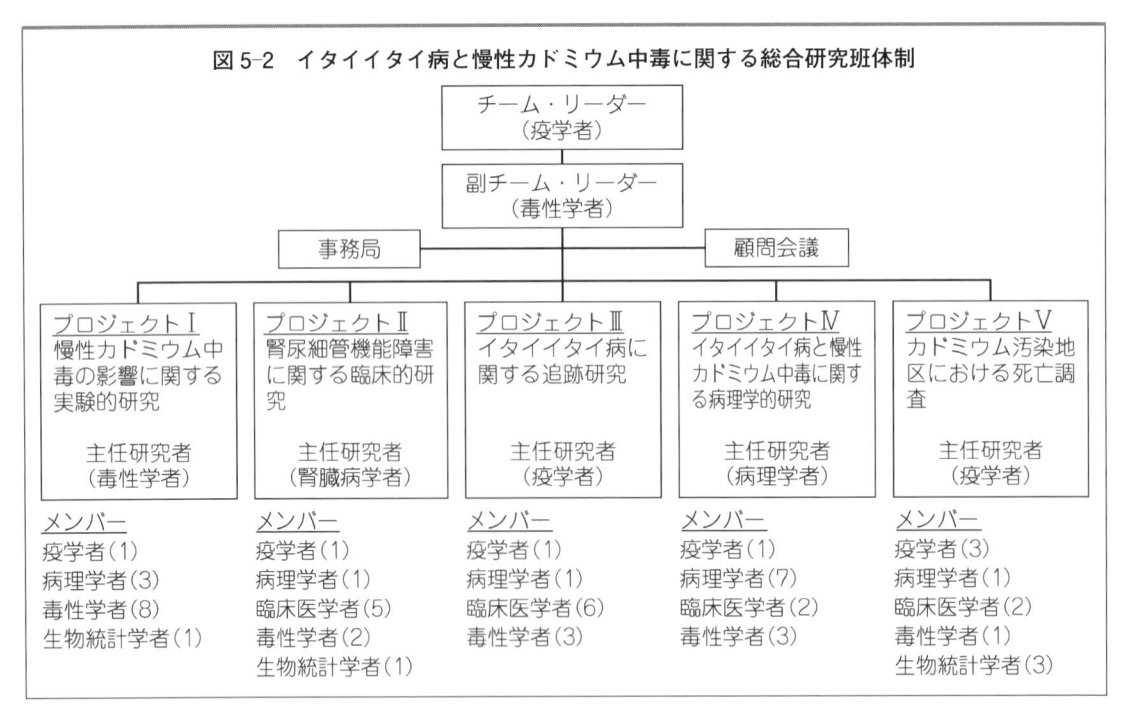

図5-2 イタイイタイ病と慢性カドミウム中毒に関する総合研究班体制

```
                    チーム・リーダー
                     (疫学者)
                        │
                    副チーム・リーダー
                     (毒性学者)
                        │
      ┌─────────────────┼─────────────────┐
   事務局                                顧問会議
      │                 │                 │
```

プロジェクトⅠ	プロジェクトⅡ	プロジェクトⅢ	プロジェクトⅣ	プロジェクトⅤ
慢性カドミウム中毒の影響に関する実験的研究	腎尿細管機能障害に関する臨床的研究	イタイイタイ病に関する追跡研究	イタイイタイ病と慢性カドミウム中毒に関する病理学的研究	カドミウム汚染地区における死亡調査
主任研究者(毒性学者)	主任研究者(腎臓病学者)	主任研究者(疫学者)	主任研究者(病理学者)	主任研究者(疫学者)
メンバー 疫学者(1) 病理学者(3) 毒性学者(8) 生物統計学者(1)	メンバー 疫学者(1) 病理学者(1) 臨床医学者(5) 毒性学者(2) 生物統計学者(1)	メンバー 疫学者(1) 病理学者(1) 臨床医学者(6) 毒性学者(3)	メンバー 疫学者(1) 病理学者(7) 臨床医学者(2) 毒性学者(3)	メンバー 疫学者(3) 病理学者(1) 臨床医学者(2) 毒性学者(1) 生物統計学者(3)

文献26)の図9-2より引用

県は，1971～1976（昭和46～51）年に実施した米のカドミウム濃度測定で，神通川（じんづう）に近い地域ほど濃度が高いことを明らかにした[24]。また，厚生省は1969（昭和44）年に宮城県鉛川・二迫川（にのはさま）流域から福岡県大牟田地域までの全国7県7地域をカドミウムによる環境汚染が著しい地域（要観察地域）として調査し，環境庁に引き継がれた後も，1979（昭和54）年には汚染地域と非汚染地域の住民健康調査を総括して，神通川以外からはイタイイタイ病患者は発見されていないことと，カドミウムによる腎機能障害については引き続き観察が必要である[25]と結論した。このように事例発生（確認）から比較的短期間で結論を得られたのは，環境保健問題に関する原因究明のための研究組織体制（図5-2）をしっかり構築できたことが一因である[26]と考えられる。

四日市喘息は，1955（昭和30）年に塩浜地区にコンビナート建設が始まり，1959（昭和34）年には異臭魚問題が起きて以来，注目されていた[25]。1960（昭和35）年からこの地域の大気測定が開始され，大気汚染対策協議会が発足した[25]。当時，このコンビナートへ輸入されていた中東原油に硫黄分が多いこともあり，年間10万トンに及ぶ硫黄酸化物が排出されていた[27]。

吉田らが実施した疫学調査により，感冒症候群，気管支喘息，咽喉頭炎，結膜炎が汚染地区で多発していることが明らかにされた[25]。1963（昭和38）年以降，BMRC調査票[*2]を用いた呼

[*2] BMRC調査票：英国のCharles Montague Fletcher（1911-1995：喫煙の健康影響を追究する団体ASH : Action on Smoking and Healthの設立メンバーのひとり）らが1956～1960年に開発した標準化された質問紙による成人用の呼吸器有症状調査票。慢性気管支炎などの標準調査票として，各国語に翻訳され，広く利用された。BMRCはBritish Medical Research Council英国医学研究審議会の略。その後，合衆国からATS-DLD標準質問票（American Thoracic Society, Division of Lung Disease）が提唱され，小児用と成人用があることなどから，1980（昭和55）年以降はBMRC調査票が用いられる機会は減っている。

吸器有症状調査が行われ，1965（昭和40）年からは四日市市独自の被害者救済が開始された。

1967（昭和42）年には，公害の著しい磯津地区の被害住民がコンビナートを構成する主要6社に対して損害賠償請求訴訟を提起し，1972（昭和47）年の判決により前述の公害被害法が誕生した[25]が，三重県では条例で1971（昭和46）年から硫黄酸化物の排出総量規制を定めた[27]。

2）新たな公害
●第2水俣病
1964（昭和39）年に新潟県阿賀野川流域で，手足の感覚障害を訴える患者が発見され，翌1965（昭和40）年6月には新潟水俣病（第2水俣病）として発表された[22]。その後，一斉検診により患者26人が発見されたが，その時点で60km上流にある化学工場は操業を停止していた。1984（昭和59）年末までに681人（うち65人死亡）が水俣病患者であると認定された[22]。

●慢性ヒ素中毒
1970年代，宮崎県土呂久，島根県笹ケ谷のヒ素休廃止鉱山周辺住民の健康障害が問題となった[28]。1973（昭和48）年に土呂久地区が，1974（昭和49）年に笹ケ谷地区がそれぞれ公害被害法の第2種地域[*3]に指定された。いずれの地域も大正年間にヒ素の生産・精錬が本格化して，長期間の経気道曝露と飲用水のヒ素汚染が考えられた[28]。土呂久の例では，精錬所から800m以遠に比較して，400〜800mでは2.0，400m内では5.1と高い発症リスク比が観察され，量─反応関係も存在している[28]。また，笹ケ谷の例ではヒ素汚染地域で多発性神経炎が発見されている[29]。

●光化学スモッグ
1970（昭和45）年7月18日，無風の東京都内でオキシダント[*4]濃度が急上昇し，光化学スモッグを発生した[30]。オキシダント濃度の最高値は0.30ppmを記録し，瞬間値では0.34ppmに達した。11時以降，歩行者，中学生から眼の刺激症状が通報され，13時には立正高校（私立女子校）で45人が眼とのどの痛み，悪心などで病院へ搬送され，都内全域では6,000人以上の被害者が出た[30]。のちに立正高校事件として記憶されるエピソード[31]であり，その後は全国で測定値をもとに光化学スモッグ注意報が出されるようになった。

また，これらの環境保健を扱う国の機関として，前述した通り1971（昭和46）年に環境庁が発足し，1974（昭和49）年には研究機関としての国立公害研究所が設置された[25]。

3）じん肺
じん肺は，歴史的にはヒポクラテスの時代から金属鉱山労働者にみられる職業性疾患として認識されていたが，日本では鈴木和夫，野田昌威が鉄道従業員のじん肺として1929（昭和4）年にこの言葉を用いたのが最初[32]とされている。1977（昭和52）年，じん肺法の改正[*5]により「じん肺とは粉じんを吸入することで肺に

---

*3　第2種地域：水俣病（4地域），イタイイタイ病（1地域），慢性ヒ素中毒症（2地域）のみられる地域を政令で第2種と指定した。なお，第1種は大気汚染により慢性気管支炎，気管支喘息，喘息性気管支炎，肺気腫が多発した地域であったが，1988（昭和63）年3月に解除となった。

*4　オキシダント（photochemical oxidant）：大気中の窒素酸化物と炭化水素が強い紫外線によって光化学反応を生じ，オゾン，アルデヒドなど酸化力の強い物質が生成された反応物質の総称。90％以上はオゾンといわれている。

*5　じん肺法の改正：わが国最初のじん肺法は1960（昭和35）年に制定された。

線維増殖性変化を生じる疾病で，気道の慢性炎症や気腫性変化を伴い，不可逆性である」と定義された。この粉じんがケイ酸であればけい肺と呼ばれる。

じん肺法に基づく粉じん作業従事労働者の1960（昭和35）年以降におけるじん肺健康診断統計では，1982（昭和57）年にじん肺健康診断受診労働者265,720人中の有所見者数（じん肺管理区分1～4の合計）は5万人を超え，有所見率は18.9％，粉じん作業労働者全体（585,507人）に占める有所見率は8.6％と過去最悪の水準となり，その後は2000（平成12）年におけるそれぞれ有所見率7.8％と4.2％にまで改善した[32]。じん肺は粉じんの吸入がなければ発生しないことが明白であり，マスクの改良や作業工程の見直しなどで，今後さらに減少できる可能性がある。

4）石綿による健康障害

第3章で既述のように，英国では石綿吸入による悪性中皮腫の発症を指摘する疫学論文が発表されていた[33]が，わが国でも戦前から石綿肺の存在などが知られていた[34]。細田らは蒸気機関車修理に伴う鉄道労働者の石綿曝露と肺がん罹患を調査し，石綿を扱っていない群からの肺がん発症と有意差がないことを示した[35,36]。この時期，大阪府下などでは劣悪な作業環境の中で中小の石綿加工業が盛んに行われており，その健康影響が指摘されるのは，次の"疫学の拡大期"になって以降[37]であった。

5）食品の化学物質汚染

1968（昭和43）年，カネミライスオイル（油症）事件が発生した。ライスオイル（米ぬか油）の脱臭工程で熱触媒に用いられていたPCB[*6]が製品に混入して，PCBに汚染されたライスオイルを摂取した消費者から1,800人にも及ぶ被害が出た[38]。

1968（昭和43）年6月に九州大学皮膚科を受診した女児をきっかけに，診察した医師が4家族13人に同様のにきび様皮膚炎を認めたことから，ライスオイル摂取によるものと疑った。同年10月には大牟田市在住の患者がライスオイルを地元保健所に届け出て行政が健康被害を探知した。北九州市にある製造元の食品工場調査が始まり，新聞にも「正体不明の奇病」と報じられて，患者が多数把握されることとなった。その時点で九州大学病院，医学部，薬学部，行政による油症研究班（班長＝勝木司馬之助・病院長；第3章 久山町研究の項参照）が発足し，臨床部会，分析専門部会，疫学部会を設置して原因究明が始まった[38]。

1969（昭和44）年1月時点で325人が油症患者と認定され，その記述疫学から1968（昭和43）年6～8月にピークを持つ1峰性の発症を示し，家族集積性の強いことが確認された。これらの患者は，同年2月上旬に製造されたライスオイルを使用していた。そこで症例対照研究[*7]が行われたが（表5-3）[39]，ライスオイル使用の有無以外に発症容疑要因に差がなく，また問題の時期以外に製造されたライスオイルを継続使用していた者では発症のないことが認められた。さらに，工場の製造過程で熱媒体にPCBが使用されていることが判明し，患者使用のライスオイルから同じPCBの混入が証明されて皮膚症状はPCBによる塩素ざ瘡である

---

* [*6] PCB（polychlorinated biphenyls）：ポリ塩化ビフェニール。燃えない油として1930年代に注目され，コンデンサー，印刷用インク，プラスチック添加剤として利用されてきた。ダイオキシン類のひとつ。
* [*7] 症例対照研究（case control study）：第1章脚注*12でも述べたが，疾病や健康障害を有する症例に，1人または複数の性，年齢階層，住所地などをマッチさせた対照を比較し，症例と対照の間の要因リスク比（オッズ比）を検討する研究方法。患者対照研究とも呼ばれる。表5-3の例のように，症例のいる世帯といない世帯を比較する場合もある。

表5-3 油症の症例対照研究（使用油脂別"使用世帯"の割合）

使用油脂	症例世帯（n=69）使用世帯数（％）	対照世帯（n=207）使用世帯数（％）
天然バター	35 (50.7)	105 (50.7)
マーガリン	44 (63.8)	127 (61.4)
ごま油	21 (30.5)	85 (41.1)
菜種油	10 (14.5)	77 (37.2)
ライスオイル	66 (95.7)	64 (30.9)
ラード	12 (17.4)	38 (18.4)
他の食用油	13 (18.8)	117 (56.5)

症例世帯は対照世帯に比べて"ライスオイル"の使用世帯が有意に多く，"他の食用油"が有意に少なくなっている。
文献39）より引用

と結論された[38]。

その後の追跡調査で，PCBが加熱された際にできるPCDF（polychlorinated dibenzofuran）が症状発現に関与していたことが明らかとなった。以後今日まで，特定の疾患による超過死亡が起きていないかどうか，長期追跡が行われている。

また，食品に関連したその他の健康被害として，1984（昭和59）年には熊本県産の辛子蓮根にA型ボツリヌス菌が混入して14都道府県より患者36人（うち死亡11人）が発生する食中毒事件が起きている[40]。

6）放射線被曝の疫学

原子爆弾による放射線被曝線量の推計については，ABCCの発足以降，放射線影響研究所で研究が継続されてきた[41)42)]。1965（昭和40）年以来用いられてきたT65D（暫定1965年線量）について疑問が提起され，1986（昭和61）年には新たな線量体系であるDS86（1986年線量体系）が採用されるに至った[41]。T65Dに比べ，中性子の寄与を低く評価することになり，単位線量当たりのがん発生リスクは高くなる[42]。その後，さらにDS86は改訂されて，現

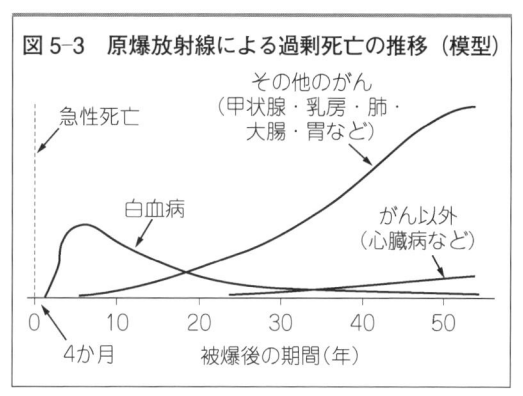

図5-3 原爆放射線による過剰死亡の推移（模型）

文献41）の図2-1より引用

在はDS02（2002年線量体系）が用いられている[43]が，原爆被爆者の追跡調査では，各人の被曝線量の推定に多大の努力が払われてきたことに注目したい。電離放射線（ionizing radiation）の発がん相対リスクは，1Gy[*8]当たり白血病で5.2倍と推計される[44]。また，がん死亡については，白血病で被曝後5〜6年をピークに，その他のがんでは被曝後数年以上を経て最近まで増加が続いている（図5-3）[41]。

[*8] Gy：電離放射線の吸収単位で，線量測定に貢献した英国人研究者Louis Harold Gray（1905-1965）に因む。旧単位のradに換算すると1Gy＝100radに相当。

原子力発電所などにおける放射線作業者の健康影響に関しては，1990（平成2）年に科学技術庁が調査を開始したため，この時期にはまだ知見，結論は出ていない。医療現場における被曝問題などを含めて，課題は次の"疫学研究の拡大期"に持ち越された。

4　その他の領域と疫学

1）母子保健と疫学

戦前の母子保健対策は，富国強兵政策の一貫として取り組まれた[45)46)]。戦後は一転，GHQの指導のもと手厚い母子福祉政策が矢継ぎ早に企画されて，1965（昭和40）年には戦前から用いられてきた妊婦手帳を見直し，周産期から乳幼児期にまたがる母子の保健情報源となる母子健康手帳が導入された[47)]。また，1977（昭和52）年には先天代謝異常のマス・スクリーニングが開始されてフェニルケトン尿症など5疾患の検査が始まり，1979（昭和54）年には甲状腺機能低下症のスクリーニングが追加された。

この時期，乳児死亡率の改善は顕著で，1950（昭和25）年の出生1,000対60.1から1965（昭和40）年に18.5，1980（昭和55）年に7.5，1984（昭和59）年には6.0へと公衆衛生上大きな成果が得られた。30年間で10分の1という，世界有数の低率国へと一気に移行したわけで，WHOも激賞した[48)]。また，後期死産と早期新生児死亡を合した周産期死亡率[*9]では，1955（昭和30）年に出生1,000対43.9であったのが，1975（昭和50）年に16.0，1984（昭和59）年には9.3と，デンマーク，カナダなどと同水準の低率国となった[48)]。

疫学に関連するわが国母子保健の概略史抜粋を表5-4に示す。

2）高齢者の健康と疫学

一方，高齢者の医療に関しては1973（昭和48）年から70歳以上の老人医療費は無料化された[21)]。時代は早期発見，早期治療に向かっていた。合衆国では，アラメダ郡研究（第4章脚注[*2]参照）により，生活習慣と生命予後の関係が注目されるようになったが，この時期日本における疫学研究の多くはがん単独や，循環器疾患の死亡率減少を主目的としたもので，まだトータル・ヘルスの概念は少なかった。

1972（昭和47）年には東京都が都立老人総合研究所を設立し，疫学部室長には松崎俊久が着任して近未来の超高齢化社会に向けた研究を開始した[49)]。地元・小金井市（東京都）での実態調査をはじめ，次の"疫学の拡大期"には南外村（秋田県），大宜味村（沖縄県）など，東京以外の地域にも研究フィールドを求めて，長寿の要因追求が始められようとしていた。

なお，この時代の人口静態統計（国勢調査）は，1965（昭和40）年に65歳以上人口が6.3％であったのが，1975（昭和50）年に7.9％，1985（昭和60）年に10.3％と増加傾向を早めていた。これに呼応して，平均寿命[*10]も1947（昭和22）年に男50.1歳，女54.0歳と初めて男女とも50歳を超えてから順調に延長され，1965（昭和40）年の男67.7歳，女72.9歳から，1985（昭和60）年の男74.8歳，女

[*9]　周産期死亡率：周産期死亡とは，妊娠満22週以降の死産と生後1週未満の早期新生児死亡を合計した数。出生数に妊娠満22週以降の死産数を加えたものを分母に千分率で表示する。かつては妊娠満28週以降の死産が用いられていたが，国際疾病分類第10回修正時（1995年）に定義が変更された。

[*10]　平均寿命：ある時点の死亡率が将来にわたって継続されると仮定して，人口10万人の集団が年齢別にどのように生存するかを，生命表により計算した理論的寿命を平均余命と呼ぶ。平均寿命とは0歳の平均余命のことで，各国の健康度の指標として国際比較に用いられる。

表5-4 疫学に関連するわが国母子保健の概略史抜粋（1884～1984年）

年次（元号）	事　項
1884（明治17）	東京大学医学部に産科婦人科学教室開講（初代教授：清水郁太郎）
1889（明治22）	東京大学医学部に小児科学教室誕生（初代教授：弘田 長） 山形県鶴岡町で貧困児に対する昼食提供
1896（明治29）	小児科研究会開催（日本小児科学会の第1回総会）
1902（明治35）	第1回日本婦人科学会
1914（大正 3）	私立栄養研究所が付近小学生に給食提供
1923（大正12）	文部次官通牒で児童の栄養改善に給食を推奨
1932（昭和 7）	文部省訓令で初の国庫補助による給食実施
1934（昭和 9）	皇太子誕生（今上天皇）を祝い，恩賜財団愛育会創立
1940（昭和15）	国民体力法，国民優性法 文部省訓令で学校給食を奨励
1942（昭和17）	瀬木三雄，厚生技官として妊婦手帳制度導入
1946（昭和21）	東京，神奈川，千葉で学校給食を再開
1947（昭和22）	児童福祉法
1948（昭和23）	予防接種法，優生保護法，保健婦助産婦看護婦法 妊産婦・乳幼児に対する保健指導開始 保健所における妊産婦健診開始
1950（昭和25）	8大都市児童に完全給食（合衆国が小麦粉を寄贈）
1954（昭和29）	学校給食法
1955（昭和30）	ヒ素ミルク事件 合衆国政府がポリオワクチン（ソーク）を認可
1956（昭和31）	学校給食法改正，中学校でも給食可に
1957（昭和32）	アジア風邪（インフルエンザ）の流行で学童75万人が罹患
1958（昭和33）	学校保健法 未熟児養育医療給付開始 市町村母子健康センター設置 サリドマイド禍 ポリオ大流行
1961（昭和36）	ポリオ生ワクチン接種開始 3歳児健診
1964（昭和39）	国産ポリオワクチン完成
1965（昭和40）	母子保健法 母子健康手帳による周産期・乳幼児管理始まる 国立小児病院開院
1967（昭和42）	川崎富作，川崎病を記載
1968（昭和43）	母子保健推進員制度開始
1969（昭和44）	血友病治療研究 丸山 博らヒ素ミルク被害児に14年目の訪問調査実施
1970（昭和45）	予防接種事故審査会発足 世界保健機関が日本の乳児死亡率激減を高く評価
1971（昭和46）	小児がん治療研究
1974（昭和49）	小児慢性特定疾患治療研究事業
1976（昭和51）	米飯給食開始 排卵誘発による五つ子誕生（鹿児島） 風疹大流行（患者105万人を記録）
1977（昭和52）	1歳6か月児健診 先天性代謝異常に対するマス・スクリーニング
1978（昭和53）	市町村保健センター設置
1980（昭和55）	愛育会に総合母子保健センター開設
1984（昭和59）	国立小児病院に小児医療研究センター開設 日本初の体外受精（東北大） 神経芽細胞腫マス・スクリーニング開始

80.5歳まで延びており，世界1位の長寿国となっていた。また，中国では古来から70歳に達することを古希（古来希れな吉事）と称するが，わが国の百寿者（100歳以上の男女）は1963（昭和38）年に153人にすぎなかったものが，1981（昭和56）年には1,000人を超え，後期高齢者が急速に増加する時代であった。

3）脚気再び

高木兼寛による予防法の確立（第1章で紹介），鈴木梅太郎によるオリザニンの発見（第2章で紹介），島薗順次郎による脚気のビタミンB欠乏説（第2章で紹介）と，脚気の発症メカニズムや予防法は戦前に明らかにされていたが，戦後の窮乏期には国民全体の栄養不足から脚気は再燃して，一説には1947（昭和22）年には9,000人近い患者がいたとされる[50]。その後の高度経済成長や学校給食の普及により，児童の栄養不足は解消され，脚気問題は完全に解決したかにみえた。

ところが，1958（昭和33）年に安藤百福（1910-2007）が即席麺チキンラーメン（日清食品）の商品化に成功したことに端を発したインスタント食品の一大ブームにより，栄養不足のない時代になったにもかかわらず，偏食や極端なインスタント食品愛好のため現実にビタミンB_1不足が発見され，重症の脚気心も診断された。有馬ら[51]の観察によれば，鹿児島県内では1973（昭和48）年頃から全域で高校生に下肢浮腫を伴う多発性神経炎が散見されるようになり，高橋ら[52]は鳥取県内の高校生に対する有症状調査から，1,459人を診察して82人（有病率5.6％）の脚気患者を発見している。このうち80％は，母が職場での労働のため家事が十分行えていなかったことを報告した。

4）その他の健康問題

●ヒ素ミルク事件（1955：昭和30年）

岡山，広島両県を中心に，発熱，嘔吐，下痢，色素沈着などを示す乳児が多発し，1か月後に森永乳業徳島工場で製造されたドライミルクにヒ素が混入したためであることが判明した[53)54)]。1956（昭和31）年6月時点で患者総数は12,131人，うち130人が死亡，患者の34％（4,067人）は岡山・広島に集中した。原因は究明されたが，飯淵[55]が指摘するように1959（昭和34）年以降は関連研究が極端に減少し，1965（昭和40）年までの7年間で公表されたのはわずか5研究にとどまっていた。

大阪大学衛生学の丸山 博らは，社会衛生学者の立場から継続的に調査すべきであるとして，被害児に対していわゆる14年目の訪問を行い，第27回日本公衆衛生学会総会（1969年：岡山市；学会長＝赤木五郎・岡山大学学長）で口演発表した[56]。この発表をきっかけに，広島大学，岡山大学合同の疫学調査が実施され，その報告は1973（昭和48）年に30ページに及ぶ論文として詳細に公表された[57]。また，その後の生命予後を含めた長期追跡結果は，田中らが最近明らかにした[58]。

●北陸トンネル事故（1972：昭和47年）

大災害における疫学調査の需要も高まっていた。1例として1972（昭和47）年11月6日深夜に起きた鉄道事故事例がある。これは大阪から青森へ向けて走行中の夜行急行が，福井県敦賀市の北陸トンネル（全長13,870m）内で食堂車から出火したため急停止し，結果として入院約400人，死亡30人を記録したものである。事故の顛末と医学的報告[59)60)]は日本医事新報誌上で公表された。死亡者は一酸化炭素中毒死であると考えられたが，その他の有症状者は定型的な一酸化炭素中毒ではなく，車内の建材の燃焼により発生したアルデヒドなどの刺激ガス

によるものであると結論された。

5 疫学研究施設

1）国立公衆衛生院

　1966（昭和41）年に，金沢大学医学部公衆衛生学教授として転出していた重松逸造が復帰し，疫学部長に就任した。重松は第4章で紹介したように「疫学とその応用」[61]，「疫学―臨床家のための方法論―」[62]などの疫学教科書を共著で執筆し，疫学の臨床課題への応用について普及啓発を続けていた。また，難病の疫学研究班など，病因解明のプロジェクトに関与し，後進を指導した。重松が1981（昭和56）年に放射線影響研究所理事長として転出した[63]後は，1983（昭和58）年から簑野脩一（1927-：東京大学医学部卒業後，母校の第二内科を経て，WHO，東京都老人総合研究所疫学部長，国立公衆衛生院疫学部長，淑徳大学教授，熊本学園大学教授などを歴任。この間，WHOのMONICA研究にも参画）が部長となった[64]。この時期，重松のもとには松下寛（のちに浜松医科大学公衆衛生学教授，副学長），一杉正治（のちに北里大学公衆衛生学教授），柳川洋（のちに自治医科大学公衆衛生学教授，埼玉県立大学長），川口毅（のちに昭和大学公衆衛生学教授），簑輪眞澄（のちに疫学部長），大村外志隆（のちに秋田大学公衆衛生学助教授）らが疫学部に集い[64]，活発に研究していた。

　また，1969（昭和44）年からは国立公衆衛生院に，1か月という短期間ながらわが国最初の疫学専門コースが開設されたことも一筆に値しよう。さらに，1980（昭和55）年からは疫学を必須課目とする公衆衛生学修士課程（2年間の専門課程）と博士課程（3年以上の研究課程）が設置され，修了者にはそれぞれMPH（master of public health）とDPH（doctor of public health）を発行する[65]こととなった。実践的な教育プログラムとして1961（昭和36）年から実施されてきた長期コース内での合同臨地訓練は，異職種が合同で地域，職域に出て調査研究と公衆衛生上の問題解決を行う試みであり，ミニ保健所的な機能を果たし，複数の原著論文を産む成果をあげた[66)67]。

2）大学医学部における疫学研究施設

● 概況

　この時期，大学で疫学の名のつく教室は，1965（昭和40）年に開設された東京大学医学部保健学科疫学教室（主任・山本俊一教授）が唯一[68]であった。山本が都立老人総合研究所へ転出後は前田和甫が教授となった。1970（昭和45）年には広島大学原爆放射能医学研究所内に疫学・社会医学研究部門が設置され，初代教授には衛生学の渡辺孟が着任した[69]。また，東京医科歯科大学難治疾患研究所にも疫学部門が設置されていたが，次の拡大期に田中平三が教授として着任するまでは，本格的な疫学研究は行われていなかった[70]。

　1972（昭和47）年に第64代総理大臣となった田中角栄（1918-1993）による「日本列島改造論」の一環として，1974（昭和49）年に1県1医大構想が実現したが，同時に目的別医科大学として1972（昭和47）年にはへき地医療を建学目的にした自治医科大学[71]が，また1978（昭和53）年には産業保健の推進を目指した産業医科大学[72]が開学した。産業医科大学には，学長・土屋健三郎（第4章で紹介）の意を体して，環境疫学研究室（大久保利晃教授），臨床疫学研究室（吉村健清教授）が置かれた。

● 北海道・東北の医学部

　札幌医科大学公衆衛生学（1973年～3代教授・三宅浩次＝がんの疫学など），弘前大学衛

生学（1956年〜3代教授・佐々木直亮＝循環器疾患の疫学），秋田大学公衆衛生学（1973年〜初代教授・滝澤行雄＝環境疫学，環境アセスメントなど），山形大学公衆衛生学（1975年〜初代教授・新井宏朋＝循環器疾患の疫学，とくに眼底検査），東北大学公衆衛生学（1981年〜3代教授・久道　茂＝がんの疫学）などの各教室で活発に疫学研究が行われた[73]。

● 関東・甲信越の医学部

群馬大学公衆衛生学（1981年〜3代教授・鈴木庄亮＝調査票のデザイン，国際保健など），自治医科大学公衆衛生学（1977年〜3代教授・柳川　洋＝難病の疫学，川崎病の疫学など），獨協医科大学公衆衛生学（1975年〜2代教授・森沢　康＝循環器疾患の疫学），筑波大学社会医学系地域医療学（1980年〜初代教授・小町喜男＝循環器疾患の疫学），慶應義塾大学衛生学公衆衛生学（1960年〜3代教授・外山敏夫＝呼吸器有症状調査；1967年〜4代教授・土屋健三郎＝環境疫学；1982年〜6代教授・桜井治彦＝産業疫学），東邦大学衛生学（1963年〜4代教授・金子義徳；1967年〜5代教授・額田　粲＝金子，廣畑とMacMahon & Pughの疫学教科書訳本を出版），新潟大学衛生学（1983年〜3代教授・山本正治＝環境疫学，がんの疫学など）などの教室が疫学研究を競っていた[73]。

● 東海・北陸の医学部

浜松医科大学公衆衛生学（1977年〜初代教授・松下　寛＝肝疾患の疫学など），金沢医科大学公衆衛生学（1973年〜初代教授・加藤孝之＝呼吸器疾患の疫学，イタイイタイ病など；1979年〜2代教授・河野俊一＝循環器疾患の疫学，イタイイタイ病など），名古屋大学予防医学（1954年〜2代教授・岡田　博＝脳卒中対策など；1976年〜3代教授・青木國雄＝がん・難病の疫学など），名古屋市立大学公衆衛生学（1983年〜2代教授・大野良之＝循環器・がん・難病の疫学），藤田保健衛生大学衛生学（1976年〜2代教授・大谷元彦＝医学情報処理），三重大学公衆衛生学（1958年〜初代教授・吉田克巳＝大気汚染と健康）などの教室で，様々な領域の疫学研究を行っていた[73]。

● 近畿の医学部

京都府立医科大学公衆衛生学（1973年〜初代教授・川井啓市＝消化性潰瘍の疫学），関西医科大学衛生学・公衆衛生学（1981年〜4代教授・原　一郎＝職業がん）などの教室に疫学研究がみられた[73]。

● 四国・中国の医学部

愛媛大学公衆衛生学（1975年〜初代教授・木村　慶＝循環器疾患の疫学），岡山大学衛生学（1980年〜3代教授・青山英康＝ヘルスプロモーションなど），広島大学・疫学・社会医学研究部門（1975年〜2代教授・栗原　登＝がん登録）[74]，島根医科大学環境保健医学Ⅰ（1978年〜初代教授・多田　学＝循環器疾患の疫学）などの教室で疫学研究が行われた[73]。

● 九州の医学部

本項の冒頭で紹介した産業医科大学の環境疫学研究室，臨床疫学研究室のほか，九州大学公衆衛生学（1960年〜2代教授・倉恒匡徳＝循環器疾患，がんの疫学，油症など），福岡大学公衆衛生学（1974年〜初代教授・重松峻夫＝がん登録，がんの疫学），久留米大学公衆衛生学（1976年〜5代教授・廣畑富雄＝がん登録，がんの疫学），鹿児島大学衛生学（1976年〜3代教授・松下敏夫＝肝炎・肝疾患の疫学）などの各教室で多くの疫学研究が行われた[73]。

3）結核予防会結核研究所

岡　治道が東大病理学教授に転出してから，第

4代所長となった隈部英雄は1960（昭和35）年に所長を辞し，病理学者の岩崎龍郎が1961（昭和36）年から第5代所長となり，1975（昭和50）年には島尾忠男（1924-：東京大学在学中から岡 治道に師事し，医学部卒業と同時に結核予防会結核研究所に勤務）が後任第6代所長となった。島尾が所長に昇任したあとは，岩井和郎が第一研究部長として結核の病理を中心に，青木正和が第二研究部長として結核の臨床と疫学を研究した[75]。

4) 国鉄中央保健管理所

結核の疫学を中心に，戦中戦後をリードした国鉄中央保健管理所は，第3章で既述のように千葉保之が統率し，1961（昭和36）年に千葉が第5代所長になる以前は，千葉自身が室長あるいは副長として研究を推進した。そのためこの施設は，通称「千葉道場」とも呼ばれていた。当時の保健管理所に詳しい細田 裕によると，ここでは時代の要請に応え，結核，循環器疾患，がん，呼吸器疾患など，ピーク時には医師20人，職員総数120人を擁し，国鉄職員46万人の健康管理のために，多様な疫学研究が実施されていた。この時代の現場職員は高校新卒者に限られ，55歳の定年時には相当額の年金が支払われたため，中途退職者は少なく，固定追跡集団（コホート）としてのメリットがあったという[76]。

1967（昭和42）年以降は千葉の弟子たち，大武八郎（7代所長＝中央保健管理所と改称），福田安平（循環器の疫学を主導；副所長），高原 義（8代所長），前田 裕（9代所長），佐久間光史（10代所長）らが所長になった。1987（昭和62）年以降は民営化し，JR東日本の所管へと移行した。この時期，1982（昭和57）年には疫学調査科が新設され，高原 義が初代主任医長（所長と兼務）となって以来，前田 裕，信友浩一，冨田眞佐子らの気鋭の疫学者が

輩出活躍した[76]。

5) その他の研究施設

●放射線影響研究所

この時期には，既述のように1975（昭和50）年，合衆国主導の旧ABCCから日米均等分担の財団法人放射線影響研究所（放影研RERF）に改組された。1981（昭和56）年には第3代理事長として重松逸造が国立公衆衛生院より着任し，放射線影響にとどまらない，広範囲の疫学研究を牽引した。「循環器疾患の疫学」の項で紹介したNi-Hon-San研究[77]などが行われた。

●国立がんセンター

第4章の「がんの疫学研究」の項で述べた通り，疫学発展期は1965（昭和40）年よりこのセンターの疫学部長となった平山 雄が計画研究を実施し，次々と知見を明らかにした時期であった[78]。平山の後任には，1985（昭和60）年に渡辺 昌が着任した。

●国立循環器病センター

1977（昭和52）年，大阪府吹田市に国の疾患別病院としては国立がんセンター（東京）に続く国立循環器病センターが開設された。疫学研究は病院予防検診部と研究所疫学部で平行して実施された[79]。予防検診部には1978（昭和53）年まで小澤秀樹が部長として研究を主導し，小澤が大分医科大学教授に転出した後は1989（平成元）年から小西正光が部長になった。疫学部はこの時期，1980（昭和55）年から堀部 博が部長となり，堀部が愛知医科大学へ転出後は1990（平成2）年に緒方 絢が第2代部長となった。

●大阪府立成人病センター

がん登録を中心に研究を続けてきた調査部

は，1971（昭和46）年から藤本伊三郎部長が研究を主導した[80]。集団検診第一部は1975（昭和50）年に小町喜男が初代部長に就任したあと，小町の筑波大学教授転出後は1980（昭和55）年から飯田 稔が後任部長となった。

大阪府立成人病センターは西日本における循環器疾患とがんの疫学の一大研究拠点として，現在まで多くの疫学研究者が活躍している[81]。

● 愛知県がんセンター

1964（昭和39）年に開設され，疫学部長には青木國雄（1964年〜初代），富永祐民（1977年〜2代）が着任し，1990（平成2）年には第3代部長となる田島和雄ががんの病理疫学や民族疫学の研究を始めていた[82]。この富永と田島はのちに研究所長となり，青木と富永はセンターの総長となった。

● 東京都老人総合研究所

先述のように，初代疫学部には松崎俊久が室長として着任した。その後，初代部長には簑野脩一（1975年〜）が就任し，簑野が国立公衆衛生院へ転出したあとは非常勤副所長であった山本俊一（1983年〜）が兼務した。

また，老人研・疫学部と共同研究を行っていた秋田県脳血管研究センターの疫学部には，循環器疾患の疫学を専門とする鈴木一夫が1983（昭和58）年に初代部長として着任した[83]。

6 まとめ

疫学発展期（1965〜1984：昭和40〜59年）としたこの期間，スモンと油症の病因解明に疫学が有用だったことから，健康事象の様々な分野で疫学の応用・活用が進行した。産業保健，環境保健と疫学の関与などは，それ以前にはあまり認識されていなかったし，公害対策の面では，裁判の論拠として疫学研究の知見が用いられるなど，疫学の社会的な影響力も増大することになった。また，国の政策決定の根拠としても，疫学研究に対する期待が示されるようになり，さらには災害の医学的な評価に関して疫学の援用される機会が増加した。

これら疫学研究の研究施設として，大学医学部で"疫学"の名を冠した研究室は東京大学，東京医科歯科大学，広島大学，産業医科大学などに限られていたが，従来の衛生学，公衆衛生学教室の中で，疫学を重点に研究する教室が全国的に拡大していた。大学以外の研究施設では，前時期から研究を続けていた国立公衆衛生院，国立がんセンターのほか，国立循環器病センターも開設され，またその他の研究機関の中でも，放射線影響研究所，国鉄中央保健管理所，大阪府立成人病センターや愛知県がんセンター，東京都立老人総合研究所などが多様な疫学研究を行い，日本の医療に果たす疫学の役割がますます拡大していった。

日本はようやく戦後の荒廃から脱して，経済的にも繁栄しはじめていた。繁栄の負の遺産としての公害もクローズアップされ，環境庁が環境保健を担うこととなった。また，多くの医療人の努力により，平均寿命は男74歳，女80歳を越え，世界有数の長寿国の仲間入りをした。1974（昭和49）年はちょうど「解体新書」出版200年[84]，医制発布100年[85]に相当し，日本の医療の中でも転換期にあった。

この時期より加速されることになった人口の高齢化に対応すべく，1982（昭和57）年には老人保健法が公布され，高齢者を対象とする総合的な保健医療サービスが開始された。また，小児科領域における被虐待児症候群の登場[86]や宗教的信念から輸血を拒否する教団の存在[87]など，医療をとりまく状況も一層多様化していた。

第6章

拡大期の疫学（その1）
―国際疫学学会と日本疫学会―

Key words ▶ 無作為化比較試験　randomised controlled trial, RCT, 証拠に基づく医学　evidence-based medicine, EBM, 英国疫学公衆衛生コース　Anglo-Japanese epidemiology and public health course, 腸管出血性大腸菌 O157　enterohemorrhagic *Eschelichia coli* O157, 新型インフルエンザ　new human influenza

1　はじめに

　疫学拡大期（1985〜：昭和60年以降）とした最近の時代は，不確実な時代とも呼ばれ，日航機の墜落事故（1985：昭和60年），阪神淡路大震災（1995：平成7年），地下鉄サリン事件（1995：平成7年），和歌山市カレー毒物事件（1998：平成10年）など科学技術万能で進んできたわが国には次々に予想外の災害，事件が起きた。東西冷戦構造は，1989（平成元）年のベルリンの壁崩壊とともに大きく変化し，同年，中華人民共和国においても天安門事件*1 が発生して，民主主義は世界的な潮流となった。反面，2001（平成13）年9月11日には合衆国内でアルカイダ*2 による同時多発テロが発生し，宗教を含めた異なる価値観の対立が世界各所で今もなお断続的に生じている。また，経済面でも1980年代後半から始まった日本のバブル景気は4年余りで破綻し，過剰な投機熱による資産価値高騰ののちには，長い不況が続くことになる。

　これら不確実な時代にあって，疫学は因果関係の判断などをはじめ，証拠の質の評価を示す学問領域として社会医学のみならず広く臨床医学の場でも認識されるようになった。表6-1に合衆国予防サービス特別研究班（USPSTF, the United States Preventive Services Task Force）による証拠の質の水準[1]を示す。最良の証拠は無作為化比較試験*3（RCT, randomised controlled trial）によって得られるとされ，対照の選定段階からいかに恣意的手順を排除するかに工夫が凝らされた。わが国においても，臨床医学の場における治療法の選定だけでなく，政策決定にも疫学が援用されるようないわゆる"エビデンス"の時代が到来していた。証拠に基づく医学*4（EBM, evidence-

---

*1　天安門事件：一般には，北京の天安門で民主化を求める学生デモ隊を，軍・警察が戦車を含む実力で排除して多数の死傷者（政府発表で319人，数千人との説もある）を出した1989年6月4日のいわゆる第2次天安門事件を指す。これ以前に，1976年4月5日にも周恩来逝去に伴う献花を撤去されたことを契機に第1次天安門事件が起きている。

*2　アルカイダ（Al-Qaeda）：サウジアラビア出身のUsāma bin Lādin 率いる国際武装テロリスト集団。スンニ派イスラム教を信奉し，1990年以降，合衆国を標的としたテロ活動を継続している。なお，組織の起源については合衆国中央情報局（CIA, Central Intelligence Agency）が工作として行ったとの説もある。

*3　無作為化比較試験：ある治療（予防介入）法をだれに割り付けるかを無作為化した疫学的試験方法。Sir Austion Bradford Hill（第1章・2章で登場）が結核患者のストレプトマイシン治療の評価のために開発した。

表6-1 証拠の質の水準（1996年：合衆国USPSTF）

区 分	内 容
I	少なくとも1つの無作為化比較試験による証拠
II-1	よく計画された非無作為比較試験による証拠
II-2	よく計画されたコホート研究または症例対照研究による証拠
II-3	介入研究，非介入研究，比較対照のない実験研究（例：1940年代に行われたペニシリン治療の導入成績など）による証拠
III	臨床的経験，記述的研究，専門委員会の報告に基づいた専門家意見

文献1）より著者ら改編

based medicine）は流行語として一般報道などでも頻繁に用いられるようになった。

疫学が健康政策決定に関与した例として，合衆国Healthy Peopleと英国Health of the Nationは代表的なものである。Healthy People projectは1979（昭和54）年に根拠論文集が刊行[2)3)]され，Healthy People 2000により，1990（平成2）年からの10年間の取り組みが総括された[4)]。先行したHealthy People 1990で提示されたヘルスプロモーションの15の優先領域における226の目標設定に対する総括から，新たに22の優先領域を設定し直し，376項目の具体的達成目標が掲げられた。その結果，63%が達成または改善傾向にあると評価して，2000（平成12）年には2010（平成22）年までの計画であるHealthy People 2010が公表された[4)]。

一方，英国Health of the Nationでは主要目標5領域（循環器疾患，がん，精神保健，HIV/AIDS，事故），リスク因子目標4項目（喫煙，栄養，血圧，HIV/AIDS）を定め，2000（平成12）年を目標とした健康政策を打ち出した[5)]。1997（平成9）年の総選挙で，保守党（John Major党首）にかわって労働党（Tony Blair党首）が政権を奪取した後はOur healthier Nationと呼称が変わったが，健康づくりの基本政策は変更されなかった[3)]。

これら両国の政策の根底には，個人に対する従来のハイリスク対応の医療（high risk approach）から，地域全体に対する集団予防（population approach）が強く意識され，Sir Geoffrey Rose（1926-1993）が1984（昭和59）年に提唱した「個人対策と集団対策」[6)]が基盤になっている。Rose教授の理論は提唱後20年を経て，とくに集団対策（population strategy）については，社会規範の改善を含む，大幅な健康水準の改善が英国内から報告されるようになった[7)]。

このような時期，日本にとっての朗報は世界保健機関（WHO）からもたらされた。1979（昭和54）年からWHO西太平洋地域事務局長だった中嶋 宏（1928-：東京医科大学卒業後，フランス国立衛生医学研究所，日本ロシュ研究所を経てWHOに奉職）が1988（昭和63）年に第4代事務局長に就任したこと[8)]である。中嶋は1998（平成10）年に初の女性事務局長となったGro Harlem Brundtlant（ノルウェー）にその職を引き継ぐまでWHOを牽引し，世界禁煙デー（5月31日），世界AIDSデー（12月1日）を制定した。また，1994（平成6）年には国連合同エイズ計画（UNAIDS），1996（平成8）年には健康都市プロジェクト（healthy cities project）を推進するためのWHO神戸健康開発総合研究センター（WHO

---

*4 証拠に基づく医学：患者各個人の固有の環境や条件を考慮して，その時点で判明している臨床情報，疫学情報を総合し，診断・治療法のリスクと利益を比較して，患者のケアに関してどの方法を選択するか判断する医学。

表 6-2 International Epidemiological Association における日本人の活躍

年次（元号）	氏 名	内 容
1977（昭和 52）	重松逸造	理事（～1984 年）就任
1984（昭和 59）	青木國雄	理事（～1990 年）就任
1990（平成 2）	柳川 洋	財務局長 Treasurer（～1993 年）就任
1993（平成 5）	青木國雄	理事長（～1996 年）に選出
	田中平三	財務局長（～1996 年）就任
	重松逸造	名誉会員に推挙
1996（平成 8）	青木國雄	第 14 回学術総会を会長として名古屋で開催
1999（平成 11）	吉村健清	アジア―太平洋地域評議員 Councillor（～2002 年）就任
2003（平成 15）	青木國雄	名誉会員に推挙
2005（平成 17）	中村好一	アジア―太平洋地域評議員（～2011 年）就任

Kobe Centre）を設立[9]するなど，活躍した．

なお，この時期までの医療が死亡率低下にどのように関与したかについては，西田が 1920～1980（大正 9～昭和 55）年の死亡統計を詳細に観察[10]している．肺炎（気管支炎，インフルエンザを含む），胃腸炎（下痢，赤痢，コレラを含む），結核，髄膜炎・脳炎，先天異常，老衰，腎炎・ネフローゼ，脳卒中，腹膜炎（虫垂炎を含む）の減少が 1980 年死亡率の改善に寄与していると分析した．また，これらの死亡率改善には，経時的な観察によりサルファ剤の臨床使用（1937：昭和 12 年），ストレプトマイシンの登場（1948：昭和 23 年），降圧薬の使用（1955：昭和 30 年）がとくに寄与していると結論した．ことに，結核，脳卒中（寄与はともに 60％），胃腸炎，腎炎，腹膜炎（寄与はいずれも 33％）における医療技術の寄与が大きいことを示した．

2 疫学研究と関連学会

1）国際疫学学会

国際疫学学会（International Epidemiological Association, IEA）は 1957（昭和 32）年に創設され，3 年ごとに学術総会 International Scientific Meeting を開催し，地域（Africa, Central & South America, Eastern Mediterranean, Europe, North America, Southeast Asia, Western Pacific の世界 7 地域）別の学術総会も活発化してきた[11)12]．世界最初の疫学学会がロンドンに誕生したのは 1850 年（第 1 章で紹介）であったので，100 年余を経て全世界的な学術組織が誕生したことになる．この時期，カナダの John M Last（1926–）が 1983（昭和 58）年以来，疫学辞典"A dictionary of epidemiology"[13]を定期的に改訂しながら刊行し，疫学用語を整理したことも，疫学の世界的な普及に効果があった．さらに，第 4 章で紹介した Jeremiah Stamler（1919–），Sir Geoffrey Rose（上述）ら著名な疫学者による循環器疾患疫学修練のためのテン・デー・セミナーなどの継続的な取り組みが，世界的な疫学者ネットワーク構築に有用であった．

日本人の IEA への関与は，"疫学拡大期"のこの時代に顕著となり，表 6-2 のような役割を担ってきた．ことに，青木國雄（1927–：名古屋大学医学部卒．同大予防医学教授，愛知県がんセンター総長などを歴任）が IEA の理事長に就任したことは，青木個人の力量もさるこ

図 6-1　第 14 回国際疫学学会（1996 年；名古屋）の案内

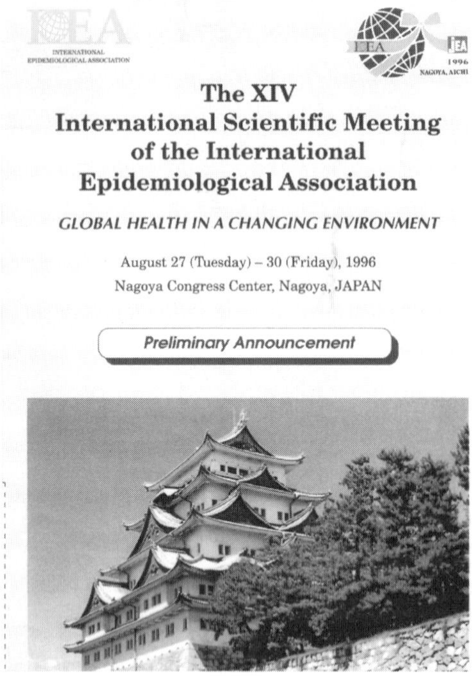

IEA
INTERNATIONAL EPIDEMIOLOGICAL ASSOCIATION
IEA
1996
NAGOYA, AICHI
The XIV
International Scientific Meeting
of the International
Epidemiological Association
GLOBAL HEALTH IN A CHANGING ENVIRONMENT
August 27 (Tuesday) – 30 (Friday), 1996
Nagoya Congress Center, Nagoya, JAPAN
Preliminary Announcement

となから，わが国の疫学研究に対する世界各国の疫学研究者の信頼を示すものであり，特筆される。

第 14 回国際疫学学会（The 14th International Scientific Meeting of IEA）は 1996（平成 8）年 8 月 27～30 日に青木を学会長に名古屋で開催（図 6-1）され，世界 55 か国から登録者総数で 882 人（うち海外 462 人）が参加して盛大に行われた[14]。学会テーマは「変貌する環境と全地球的健康」で，120 人には旅費の援助も行われた。サテライト研修会として，後述の第 2 回英国疫学公衆衛生コースが大阪で開催されたことも紹介に値しよう。

2）日本疫学会

これまで述べてきたように，この時代までの日本の疫学研究は，主として日本衛生学会，産業衛生学会，公衆衛生学会などの場で公表されてきていた。それは疫学の持つ学際的な面をよく表していると思われる。

表 6-3　日本疫学会の歴代理事長（1991-2008 年）

期間	氏名（所属）
1991-1994	廣畑富雄（九州大学・公衆衛生）
1995-1997	柳川 洋（自治医科大学・公衆衛生）
1998-2000	田中平三（東京医科歯科大学・疫学）
2001-2003	能勢隆之（鳥取大学・公衆衛生）
2004-2006	吉村健清（福岡県立保健環境研究所）
2007-	児玉和紀（放射線影響研究所・疫学）

反面，前述の「IEA 総会を日本へ」誘致するためには，日本国内に疫学を専門に扱う学会が必要であるとの意見も多く，1990（平成 2）年に発起人会で日本疫学会（Japan Epidemiological Association, JEA）の設立が提案された[15,16]。小町喜男（筑波大学社会医学系教授）を学会長に国立がんセンターで 1991（平成 3）年 1 月 24～25 日に第 1 回学術総会が開催された。以後，毎年開催地をかえて学術総会が実施され，学会誌 Journal of Epidemiology は英文で当初は年 2 回の刊行であったが，2000（平成 12）年の 10 巻以降は年 6 回発行となり順調に継続されてきた。また，1998（平成 10）年からは日本医学会に 92 番目の参加学会として登録されている。歴代の理事長（表 6-3）をみても，63 歳で役員からの定年を定めるなど，他の学会に比較して中枢年齢の若い傾向がうかがわれる。

日本疫学会は若手研究者の支援にとくに積極的であり，1994（平成 6）年には学術総会中の若手向けのセミナーの開催[17]，1995（平成 7）年から日本疫学会奨励賞の創設[18]，1996（平成 8）年から総会時の若手の会の運営[19]，1998（平成 10）年から情報交換のためのインターネット上でのメーリングリストの開設（2007 年 9 月末現在で 900 通を越える投稿あり）[20] など，若手の自助努力を常に物心両面で支えてきている。若手の自由な意見交換から，新たな研究の

図6-2 歓談する英国疫学コースの指導医と受講生（2007年；広島）

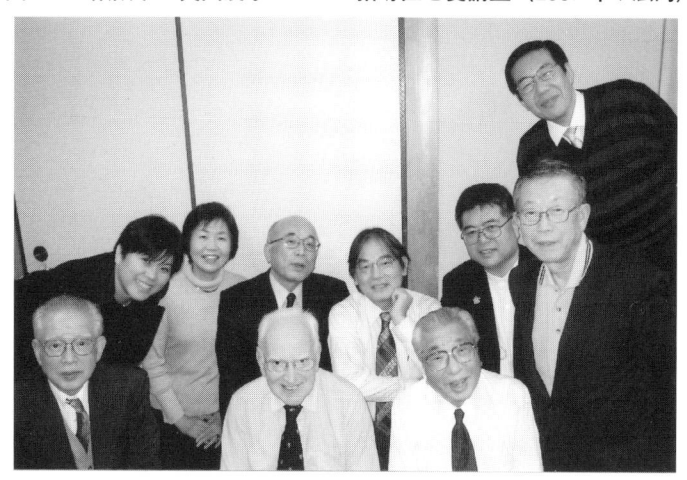

前列右より重松，Professor Holland，青木
後列右より柳川，森岡，笠置，高橋，藤原，吉村
立っているのは佐野

方向性が示され，一例として疫学研究における倫理問題[21)22)]に対する理解が深まった。

また，元IEA理事長のWalter W Holland（1929-：英国を代表する疫学者のひとり。高木〔第1章で紹介〕も留学したセント・トマス病院医学部を卒業し，母校のDepartmernt of Community Medicine〔のちPublic Health Medicineと改称〕で教授として多数の疫学者を輩出）の参画を得て日英を代表する講師陣を毎回揃え，1994年（平成6：栃木県南河内町＝自治医科大学・柳川 洋 教授が主催）に第1回英国疫学公衆衛生コース[23)24)]を開催して，若手疫学者に充実した研修機会を提供した。以後，第2回[25)]は1996年（平成8：大阪市＝和歌山県立医科大学・橋本 勉 教授）に，第3回[26)]は1998年（平成10：広島市＝放射線影響研究所・児玉和紀所長）に，第4回[27)]は2001年（平成13：北九州市＝産業医科大学・松田晋哉教授）に開催された。とくに，第4回は第1回の受講生であった松田が新進教授として運営した点が意義深い。今後も第5回以降の開催計画が俎上にある（図6-2）。

3）その他の学会

日本公衆衛生学会では，1991（平成3）年に盛岡市で開催された第50回総会を記念して，奨励賞を創設した[28)]。2007（平成19）年までの17回で延べ73人が受賞しているが，疫学公衆衛生研究は毎年必ず選出され，全体のほぼ半数に相当する37研究が受賞した。

日本循環器管理研究協議会では日本心臓財団と共催で，第4章で紹介したように1988（昭和63）年に秋田県井川町で第1回日本循環器病予防セミナーを行った[29)30)]。2007（平成19）年の第20回（東京・清瀬市）まで，日本全国の循環器疾患の疫学にゆかりの多くの地を巡回してきた（図6-3）。このセミナーは，第4章で紹介した国際疫学研修コースのテン・デー・セミナーに擬してファイブ・デー・セミナーの名でも親しまれている。こちらは疫学専門家の養成の性格もあるが，より広く臨床家や現場の研究者に疫学の基礎を学ぶ機会を提供することに重点が置かれている。

日本衛生学会では，この時期疫学に関するワークショップを毎年開催[31)32)]しており，第1

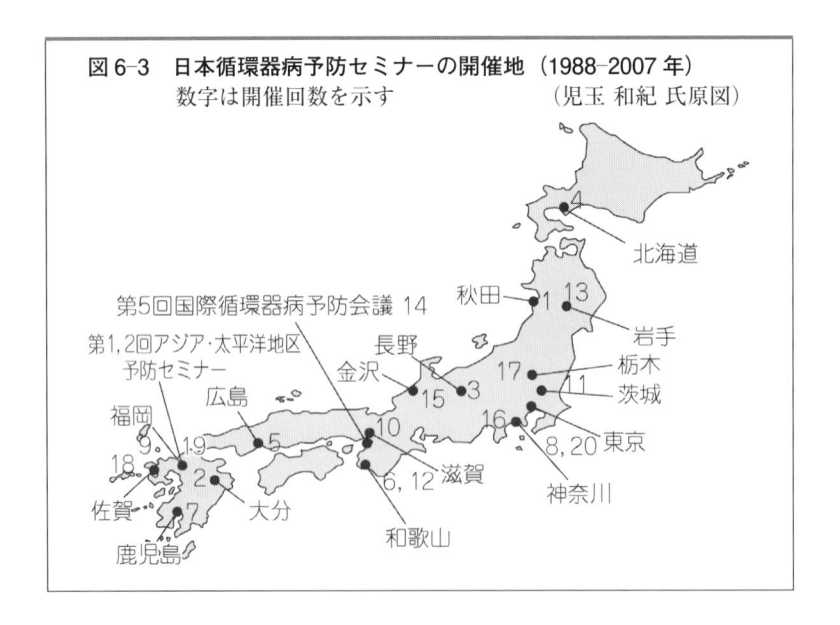

図6-3 日本循環器病予防セミナーの開催地（1988–2007年）
数字は開催回数を示す　　　　（児玉 和紀 氏原図）

回（1985：昭和60年）は「疾病発生要因のmultidisciplinary approach」（世話人＝名古屋大学・青木國雄教授），第2回（1986：昭和61年）は「疫学とHealth for All」（同＝九州大学・廣畑冨雄教授），第3回（1987：昭和62年）は「環境と健康の疫学」（同＝筑波大学・小町喜男教授／山口誠哉教授），第4回（1987：昭和62年12月）は「集団における疾病情報の評価と解析」[33]（同＝自治医科大学・柳川 洋教授），第5回（1988：昭和63年）は「コホート研究における諸問題」[34)35]（同＝放射線影響研究所・加藤寛夫部長）が行われている。その後も，健康危険度に関する評価技法の検討（1991：平成2年），臨床疫学情報の評価と解析（1991：平成2年），分子遺伝疫学（1992：平成4年），産業疫学のすすめ（1992：平成4年）などのワークショップが企画された。

　日本産業衛生学会では，1995〜1996（平成7〜8）年に産衛誌上で12回シリーズの疫学入門が掲載された[36]。これら社会医学と密接な諸学会では，いずれも疫学を主要研究領域のひとつとしてとらえ，活発に推進した。

3　感染症の疫学

1）新病原体の記載

　1961（昭和36）年の宮崎肺吸虫の発見以降，24年ぶりの新種の感染症病原体が徳島県の開業医から報告された。1985（昭和60）年の馬原文彦によるリケッチア感染症"日本紅斑熱"の記載[37]である。日常診療のていねいな観察がもたらした発見であった。翌1986（昭和61）年には，山根洋右が日本海裂頭条虫[38]を記載した。

2）感染症のアウトブレイク

●腸管出血性大腸菌O157

　1990（平成2）年に埼玉県内の幼稚園で井戸水汚染により発生したO157事例は，発症者数319人，死亡者2人の大規模な流行[39]となり，幼児施設やハイリスク集団における日常からの衛生管理の重要性とともに，迅速な診断と合併症防止の必要性を改めて示すこととなった。以後，毎年のように集団発生が起きていたが，1996（平成8）年は特異な1年となった。まず，5月に岡山県で小学校の給食による下痢発

症者468人，死亡者2人の大流行[40]が探知されると，6月には7都府県で給食，弁当，共同水利用などにより集団下痢症が相次いで報告され，7月には堺市で給食によると考えられる発症者数9,523人，死亡者数3人という大規模な事例[39]が起きた。

その後も10月まで高齢者施設を含めてO157による集団下痢症の報告は続き，結局この1年で16事例が報告され，計1万人を超える発症者と死亡者6人を記録[39]した。本感染症では，ベロ毒素[*5]により溶血性尿毒症症候群（HUS, hemolytic uremic syndrome）に至ることから，死亡リスクのあることが再確認された。堺市事例では，DNAパターンなどから疫学的に共通非加熱食品であるカイワレダイコンが原因と考えられたが，日本かいわれ協会が国に損害賠償訴訟を起こし，2004（平成16）年に国の敗訴が決定した。

また，O157は感染を受けた本人だけでなく，接触者から二次感染の起きることから，保健所が個別家庭に対する疫学調査を実施することとなった[40]（1999：平成11年に施行された感染症の予防及び感染症の患者に対する医療に関する法律により，ベロ毒素を産生する腸管出血性大腸菌は三類感染症に区分された）。これは防疫上必要な手順であるが，反面地域内の不適切情報や漠然とした不安の増大などにより，例えば堺市民というだけでホテルから宿泊拒否されるなどの不合理な人権問題も生じている[41]。この事例は，第4章で紹介した和歌山県有田市におけるコレラ事件の時にみられた有田市民に対する差別行動と同根で，迅速に防疫を行いながら，平行していかに一般住民の不安を解消するかは困難な課題である。

● ノロウイルス

かつて小型球形ウイルス（SRSV, small round structured virus）と称されていたもので，日本では2003（平成15）年8月以降，ノロウイルス（norovirus）の名称で統一されている[42]。二枚貝体内で増殖し，毎年11月～3月頃に流行のピークがあるが，感染自体は通年で観察されており，2006（平成18）年には全国で3万人近い有病者が記録されている。ヒト→ヒト感染の経路も重要であるが，上述のO157同様食中毒の要因としても重要であり，学校給食からの集団発生（図6-4）[43]，高齢者福祉施設での集団発生と死亡例[44]など，今後的確な防疫が一層必要とされている感染症である。

3）結核

島尾[45]は1975（昭和50）年以降，日本の結核の減少速度が停滞していることを，急速な高齢化による内因性の結核の再燃に原因があると指摘し，70歳以上の人口の結核管理が重要であると結論した。厚生労働省は1999（平成11）年に「結核緊急事態宣言」を出し，結核が過去の病気ではなく，早期発見とDOTS[*6]（directly observed treatment, short course：直接服薬確認療法）をはじめとする計画的な治療が必要であることを強調した。

有病率，罹患率が十分低下しないことから，1999（平成11）年に感染症の予防及び感染症の患者に対する医療に関する法律（感染症法）が施行された時点では結核予防法はそのまま残されたが，2007（平成19）年2月に廃止されて，結核対策は感染症法に組み込まれた。

現在の問題点としては，排菌肺結核に対する

---

*5 ベロ毒素（vero toxin）：病原性大腸菌が産生する細胞傷害性タンパク外毒素で，命名はベロ細胞（vero cell）を破壊することに由来する。

*6 DOTS：WHOが1995年に確立した結核治療の管理方法。抗結核薬の服用を看護師，保健師，家人が協力して監視し，飲み忘れ，過量服薬がないよう見守る。

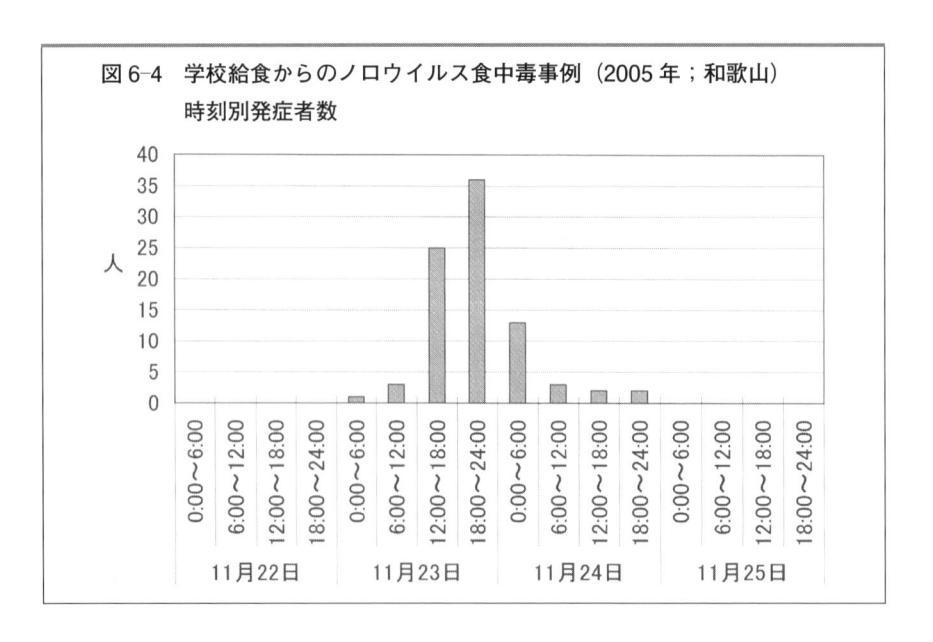

図6-4 学校給食からのノロウイルス食中毒事例（2005年；和歌山）

適切な治療，初回治療時から多剤耐性である結核に対する治療法，集団感染の管理，海外からの輸入結核事例への対応などがあげられる。

4）院内感染

メチシリン耐性黄色ブドウ球菌（MRSA, methicillin-resistant *Staphylococcus aureus*）は1961（昭和36）年に英国内から最初の報告があり，1980年代に世界中に蔓延した[46]。これはセフェム系抗生薬の開発，汎使用と軌を一にしている。鷲尾らは老人病院における入院患者の咽頭ぬぐい液を用いた観察から，家庭からの入院例で3％，介護施設からの転院例で10％，他の病院からの転院例で14％にMRSAが検出されたことを報告した[47]。

さらに，1986（昭和61）年には英国でバンコマイシン耐性腸球菌（VRE, vancomycin-resistant enterococci）が分離[48]され，相前後して多剤耐性緑膿菌[49]も登場した。つまり，細菌感染症と抗生薬の開発は，常に耐性菌を産み出す母地になっており，今後も新薬の開発とともにその耐性菌が検出される可能性を示唆している。

2000（平成12）年には，堺市内でセラチア菌による院内感染事例[50]があり，最終的に菌陽性者15人，死亡8人が報告された。この事例では，国立感染症研究所から実地疫学専門家養成コース[51]（FETP, field epidemiology training program）の担当者が派遣され，堺市保健所，市担当局と連携して感染経路の解明に従事した点が注目される。

5）その他の感染症

● レジオネラ

本症は1976（昭和51）年，合衆国フィラデルフィアにおける在郷軍人（legionnaire）の集まりで高熱，悪寒，全身衰弱を示す患者が221人発見され，34人が死亡した事例から明らかになった感染症で，未知のグラム陰性桿菌と判明[52]した。レジオネラ菌は土壌など環境中に広く分布しているが，空調施設，シャワー，循環式給湯などを介したエアロゾル感染が多く，わが国でも2002（平成14）年には宮崎県日向市の温泉施設で295人が発症し，7人が死亡する事例[53]が起きている。

● SARS

中国広東省で2002（平成14）年11月頃から

表6-4 SARSの第1症例発見から流行終息まで（2002-2003年）

- 第1例の発見 = 非定型肺炎の多発（2002年11月；中国広東省） 中国政府発表
- 集団感染の報告 = 急性呼吸器症候群（2003年2月；中国広東省） WHO発表
  305例（死亡5例）
  = 非定型肺炎の院内流行（2003年3月；ベトナム）WHO発表
  = 非定型肺炎の院内流行（2003年3月；香港） WHO発表
  （考えられた感染経路）広東省で非定型肺炎診療に当たった中国人医師が香港のホテルに宿泊中に肺炎発症
  →ホテル宿泊者・来訪者から同様の症状相次ぐ
  →ホテル訪問者が帰国後，ハノイ，シンガポール，トロントで発症
  →さらにこれらの発症者と接触した者がドイツ，フランス，マレーシア，フィリピン，合衆国などで発症
- 全世界的な警報（WHO）（2003年3月）：
  この非定型肺炎をSARSと命名し，世界各地への流行拡大の警報
  SARS対策特別チームを編成
  →中国（77人），ベトナム（25人），香港（21人），台湾（17人），フィリピン（11人），シンガポール（9人）などへ派遣
- コロナウイルスの分離同定（WHO）（2003年4月）：
  新種のコロナウイルスが病原であると結論
- WHOの終息宣言（2003年7月）：
  世界32か国から8,422人が感染（死亡916人）と報告（2003年8月）WHO発表

文献54）55）より著者ら作表

発生していた非定型肺炎はSARS（severe acute respiratory syndrome：重症急性呼吸器症候群）と命名され，2003（平成15）年4月にWHOが新型コロナウイルスによる感染症であると決定，8月までに世界32か国から8,422人（うち死亡916人）が感染[54)55)]したと報じられた。1例目の確認から病原体の検出，世界的な警報，封じ込めまで極めて円滑に進行し，7月にはWHOにより終息宣言が出された（表6-4）。患者発生国からの情報開示とWHOでの一元的解析，分担を決めた国際協力が迅速に進行し，各地域での野外疫学[*7]（field epidemiology）調査が有機的に機能した成果であった。

---
*7 野外疫学：実地疫学（セラチア菌院内感染の項で言及）と同じ。発達過程や意義は第8章で述べる。

日本国内では発症例はなかったが，外国人旅行者（医師）1人が帰国後SARS感染者と判明したため，にわかにパニックとなり，宿泊施設を管轄する保健所，行政当局が不安の解消に対応する事態[56)]となった。

● 新型インフルエンザ

20世紀におけるインフルエンザの世界的大流行はいずれも新型インフルエンザ・ウイルスによるもので，1918（大正7）年のスペイン風邪（H_1N_1＝第2章で紹介），1957（昭和32）年のアジア風邪（H_2N_2＝第3章で紹介），1968（昭和43）年の香港風邪（H_3N_2＝第4章で紹介）と続いた。21世紀の現在は，高病原性トリインフルエンザであるH_5N_1亜型[57)]が注目されている。すでに，1997（平成9）年の香港（18人に感染し死亡6人），2003（平成15）年

第6章 ● 拡大期の疫学（その1） 69

の香港（感染2人，死亡1人），2004（平成16）年のベトナム（感染27人，死亡20人），タイ（感染16人，死亡11人），2006（平成18）年のスマトラ（感染8人，死亡7人）などの家禽からヒトへの感染事例[58]が報告されている。

また，トリインフルエンザによる家禽の大量死は，近年わが国でも散発し，2005（平成17）年6月には茨城県内でH_5N_2亜型による事例[59]が報告された。厚生労働省では高病原性トリインフルエンザがヒトに対する感染性を獲得して新型インフルエンザとなる可能性があることから，従来の四類感染症からH_5N_1亜型をSARSなどと同様に二類感染症に区分変更（後述「感染症法の改訂」の項参照）した。なお，インフルエンザについてはリン酸オセルタミビル（商品名＝タミフル）の著効と若年者の服用後異常行動が話題になっており，引き続き薬剤疫学的な検討が必要であろう。

● 牛海綿状脳症とクロイツフェルト・ヤコブ病

一般に狂牛病として知られているが，正式名は伝達性海綿状脳症である。ここではBSE（bovine spongiform encephalopathy）と表記する。認知の発端は1984（昭和59）年に異常な動きを示す牛が英国で発見され，同じ群れから続発したことによる[60]。初期段階ではヒトへの健康影響はないとされていたが，1995（平成7）年以降英国でヒトの変異型クロイツフェルト・ヤコブ病（vCJD, variant Creutzfeldt-Jakob disease）が続発し，BSE（エサに混入された神経組織由来と推定）汚染牛肉食との関連が深いと結論[61]された。BSEは日本でも食用牛全頭検査が導入された2001（平成13）年に発見された第1例以降，現在までに30頭以上が報告されている。また，検査体制が日本とは異なる合衆国からの食用牛肉輸入は，合衆国でBSE発生が確認されて以降停止された[62]。

一方，わが国におけるCJDは脳外科手術に伴う症例が注目された。1996（平成8）年に実施された緊急全国調査（100床以上の全病院を対象）で，821人のCJDが報告され，うち43人はヒト乾燥硬膜を移植されていたことが判明したからである。その後の追跡から移植後8〜15年でCJDを発症すること，移植されたのは1980〜1985（昭和55〜60）年の商品名ライオデュラ（Brown Melsungen社1982年製＝複数の人体由来であるが，この時期には非加熱で処理）で病原体であるプリオン（蛋白質性の感染粒子）の汚染が疑われること，2006（平成18）年までのサーベイランスで硬膜移植は124人に行われたことなどが判明した。これらの疫学研究を受けて，1997（平成9）年3月には当時の厚生省から乾燥硬膜の使用停止と回収が指示された。また，2004（平成16）年までの死亡動向では，CJD死亡はなお増加傾向にある[63]ことが示されている。

● 感染症法の改訂

伝染病予防法（1897：明治30年）は改訂を繰り返して100年以上継続運用されたが，本章の結核の項で述べたように1999（平成11）年には感染症法へ全面改定された。これに先立つ1996（平成8）年には，らい予防法（1907：明治40年制定）が廃止された。これは1951（昭和26）年に発足した全国ハンセン病患者協議会による地道な法廃止運動，財団法人・楓風協会（大谷藤郎理事長）の活動，国立ハンセン病療養所所長連盟の声明，日本らい学会（当時；1996年以降は日本ハンセン病学会と改称）の「らい予防法は医学的には当然廃止されなければならない」とする自省表明などが相乗的に作用した結果[64]である。国策として優性手術を含む隔離政策が続けられてきたハンセン病患者の人権回復の端緒となった。2008（平成20）年6月には全国に13ある国立ハンセン病療養

表6-5 感染症法で用いられた感染症区分（2008年7月現在）

区分	1999-2006年	2008年
一類	エボラ出血熱 クリミア・コンゴ出血熱 痘そう　ペスト マールブルグ熱　ラッサ熱 SARS	エボラ出血熱 クリミア・コンゴ出血熱 痘そう　ペスト マールブルグ熱　ラッサ熱 南米出血熱（新規に追加）
二類	急性灰白髄炎 ジフテリア コレラ　細菌性赤痢 腸チフス　パラチフス	急性灰白髄炎 ジフテリア 結核（新規に追加） SARS（一類から区分変更） トリインフルエンザ（H_5N_1）
三類	腸管出血性大腸菌感染症	腸管出血性大腸菌感染症 コレラ　細菌性赤痢 腸チフス　パラチフス
四類	E型肝炎　A型肝炎 黄熱　Q熱　狂犬病 高病原性トリインフルエンザ マラリア など30種	従来の30種に以下を追加 オムスク出血熱　類鼻疽 など計41疾患
五類	インフルエンザ AIDS MRSA 梅毒　など省令で指定	変更なし 現在計42疾患を区分
指定感染症		新型インフルエンザ等感染症

注：従来二類感染症だったコレラなど4疾患は2007年改正では三類に区分変更された。2008年5月の改正で，高病原性トリインフルエンザのうち，H_5N_1は二類感染症へ，それ以外のトリインフルエンザは四類に区分変更された。また，新型インフルエンザ等感染症が新設類型となり，新型インフルエンザ，過去大流行したアジア風邪などの再興型インフルエンザを別に扱うこととなった。

所を地域に開放する「ハンセン病問題基本法」が成立し，療養所内に生涯囲いこまれてきた患者が地域で自由に暮らすことが法的にも保証されることとなった。反面，中華人民共和国オリンピック委員会が北京オリンピック開催中（2008年8月）にハンセン病患者の入国制限方針を打ち出し，感染症による人権差別として世界の非難が集中した。

感染症法はこれ以降も数回の改正を経て2007（平成19）年6月以降は，①最新の医学知見を反映した法上の分類，②生物テロ等の防止，③結核予防法の廃止と統合の主要3点を見直した危機管理法となった。感染症を5区分にして，隔離収容が必要なものから届け出を要しないものまで，防疫上重要な感染症を類型化した法体系である。表6-5は2008（平成20）年5月に改訂された感染症分類である。新型インフルエンザの流行に備えて，指定感染症の呼称を廃し新型インフルエンザ等感染症を一〜五類の区分とは別に類型化した点に特徴がある。

6）広域化する食中毒

食品保存技術の発展，物流の広域化，消費拡大は，負の側面として従来は夏期に限局した地

表6-6 広域にみられた食中毒事例（1985-2007年）

年次（元号）	病原体	内容
1998（平成10）	腸管出血性大腸菌	5～6月にO157食中毒が散発　病原菌の遺伝子解析から5府県38人はいずれも同一のイクラ醤油漬けを摂取していることが判明，北海道の業者の製品であると確定，溶血性尿毒症症候群（HUS）3例が発症
1999（平成11）	サルモネラ	川崎市で発生したイカ珍味による食中毒事例から，最終的に山梨県を除く46都道府県で1,505人の有症状者を確認
		青森県内業者の製造した製品からS. Oranienburgを検出
2000（平成12）	黄色ブドウ球菌	6～7月に雪印大阪工場で製造された牛乳飲用者から嘔吐，嘔気，下痢の有症状者14,780人を記録した製造工程で停電による黄色ブドウ球菌の増殖とエンテロトキシンA混入が判明
2004（平成16）	未解明	9～10月に秋田，山形，新潟，福島，宮城，福井，岐阜などで急性脳症が頻発　発症前のスギヒラタケ摂取89%　しばしば急性腎障害を来たし透析が有効

域に集中していた食中毒の広域的通年的発生をもたらした。近年の事例の中では，表6-6のような広域事例，大規模発生例が知られている。

4　まとめ

　疫学拡大期の現代は，従来にも増して情報の吟味がより重要になってきている。疫学は社会医学領域のみならず臨床医学や保健政策の評価にも広く用いられるようになり，まさしく拡大期の名にふさわしい活況を呈している。国際的に根拠の質がもっとも高いとされるRCTは日本の国情から実施しにくく，介入研究，コホート研究による成績が渇望されている。このような中，一部には屋上屋を架すとの批判もあったが，日本疫学会が1991（平成3）年に創設されたことは，日本の疫学研究を質的にも向上させる点で大きく貢献した。とくに，青木國雄の国際疫学学会の理事長就任（1993～1996年）と名古屋での第14回国際学術総会は，疫学の隆盛期を象徴するエポックとなった。研究者の国際交流も活発になり，数多くの国際共同研究が進行中である。

　反面，疫学研究における倫理問題は，メディアの扇情的な報道と相まって研究遂行の阻害要因ともなってきている。この点については第8章（最終章）で言及することとする。

　感染症では，1999（平成11）年の感染症法が100年以上続いた伝染病予防法に取ってかわった。らい予防法の廃止（1996年），結核予防法の感染症法への統合（2007年）など法的整備が続いた。結核はピラジナミドを含む多剤短期化学療法の導入とDOTSによる服薬確認で，管理方法は確立された。その他，感染症アウトブレイク時の疫学調査の重要性が再認識され，野外疫学（実地疫学）専門家の養成が行われるようになった。

　疫学拡大期としたこの時期には，日本の医療もかつてない変革を経験した。急速に進行する少子高齢化，疾病構造の変化，医療技術の進歩などに対応するため，1985（昭和60）年に施行された第一次医療法改正（医療資源の地域的偏在の是正，医療施設の連携の推進，都道府県医療計画の導入など）を手はじめに，その後第二次（1993：平成5年），第三次（1998：平成10年），第四次（2001：平成13年）医療法改

正が施行され，さらに2007（平成19）年よりは「患者の視点に立った質が高く効率的な医療供給体制の構築」を基本理念とした第五次医療法改正が進行中であり，拡大期における疫学の知見が特に予防対策面の強化に貢献している。

　次章では生活習慣病の疫学，たばこ対策，その他の疾患の疫学について述べることとしたい。

第7章

拡大期の疫学（その2）
—生活習慣病とたばこ対策—

Key words 健康日本21 Health Japan 21, たばこ規制枠組み条約 framework convention on tobacco control, FCTC, がん検診の評価 evaluation of cancer mass-screening, 循環器疾患基礎調査追跡 NIPPON DATA 80/90, メタボリック症候群 metabolic syndrome, 低濃度曝露 low level exposure

1 はじめに

疫学拡大期（1985～：昭和60年以降）とした最近の時代について，前章では生活習慣病対策としてはがん検診などのように早期発見・早期治療により最終的にその疾患の死亡率を低下させる場合と，英国Health of the Nation政策（第6章で紹介），合衆国Healthy People政策（同）のように地域全体に対する集団予防対策（population strategy）が提唱された場合のことを紹介した。後者の代表的政策が「健康日本21」[1]（後述）であり，日本疫学会理事長（第2代：1995-1997）を務めた柳川 洋（当時，埼玉県立大学副学長）が座長としてとりまとめた。

日本における疫学研究の実力の一端が世界に示されたのは，1996（平成8）年に名古屋で開催された第14回国際疫学学会学術総会（学会長：青木國雄）であった。青木が国際疫学学会（IEA）の理事長を辞して以降もIEAにおける日本人の関与は深まり，第6章で紹介したように吉村健清（1999～2002年期），中村好一（2005～2011年期）が評議員に就任している。また，IEAの学術総会においては，名古屋以降も多くの日本人が発表している。

本章では，これら最近の時代における感染症以外の疾患と疫学の役割について概説することとしたい。

2 がんの疫学

1）がんの動向

2000（平成12）年時点でのがん死亡数は男179,140人（人口10万対291.3），女116,344人（同181.4）で男女とも死亡順位の1位であった。また，年齢調整死亡率（第4章脚注[*7]参照）でみた部位別の順位は，男が肺，胃，肝，大腸，膵の順であり，女では胃，肺，乳，大腸，肝の順であった[2]。特定死因を除去した際の平均余命への影響でも，がんが男で4歳，女で3歳と心疾患（男1.6歳，女1.7歳），脳血管疾患（男1.1歳，女1.3歳）を大きく上回っている。

このようながん死亡の推移や地域集積性を視覚的に明らかにするために，県単位，市町村単位の各種疾病地図が検討された。とくに，安西らは大和ヘルス財団から市町村別の標準化死亡比[*1]の比較地図を系統的に刊行[3)～5)]した（図7-1）。これに対しては，疾病発症の要因仮説を検討する基礎になるとする意見[6]や，経験的ベイズ推定量[*2]の考え方から小集団での解釈には標本誤差を考慮して不連続性を補正する必要があるとの見解[7]が出されている。

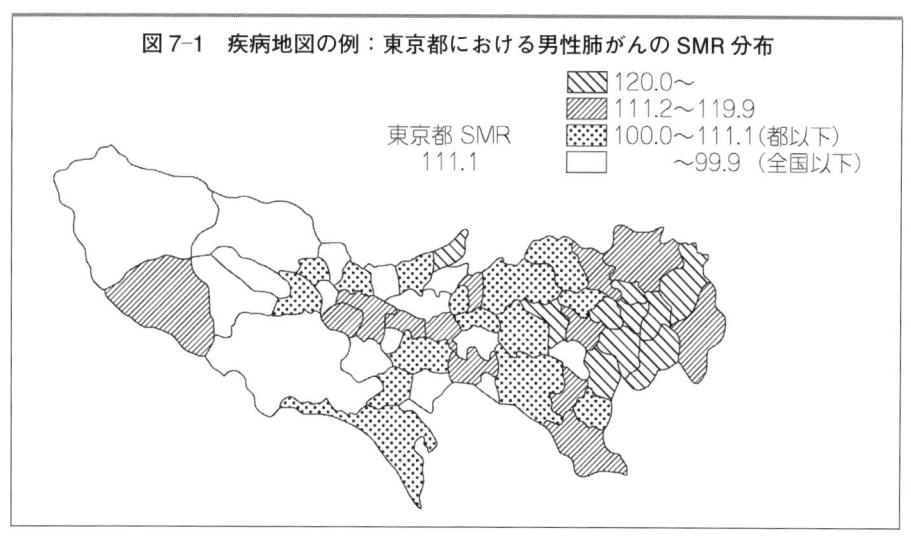

図7-1 疾病地図の例：東京都における男性肺がんのSMR分布

東京都 SMR 111.1

▨ 120.0〜
▧ 111.2〜119.9
⠿ 100.0〜111.1（都以下）
□ 〜99.9（全国以下）

文献5）の図4より引用（原図から島しょ部を割愛した。高SMRは23区に集中していることが視覚的に表現されている）

2）たばこ対策

たばこはがんと循環器疾患共通のリスクであり，慢性閉塞性肺疾患（COPD, chronic obstructive pulmonary diseases）など多くの疾患の発生リスクを高める。世界保健機関（WHO）でも1980（昭和55）年の世界保健デー・スローガン[*3]にたばこ対策を取り上げるなど，"流行病"のひとつとして全世界的な課題であると捉えてきた。

しかし，たばこの健康影響が科学的に明らかにされるようになったのは戦後（表7-1）であり，疫学研究としては第4章で紹介したSir Richard DollとSir Austin Bradford Hillが始めた英国医師集団のコホート研究（1954：昭和29年）が最初である。この記念碑的な研究は，2004（平成16）年にはDoll自身ら[8]によって50年間の追跡結果が公表された。喫煙の影響はおよそ10年の早老・早死を招くが，30歳で禁煙すれば非喫煙者の予後とほぼ同じになることなどが報告された。わが国でも，第4章で紹介した平山 雄による受動喫煙の健康影響研究などが発表され，遅くとも1980年代には疫学者でたばこの健康被害を疑う者はいない状況となっていた。また，第2章でも紹介した近松（1932：昭和7年）のたばこやにを用いた動物発がん実験[9]は，近年再評価[10]されている。

1987（昭和62）年には当時の厚生省がいわゆる"たばこ白書"を刊行[11]し，喫煙と健康に関する科学的根拠を総覧した。その後，第2

---

*1 標準化死亡比（SMR, standardised mortality ratio）：年齢調整死亡率では基準人口を設定して直接調整を行うのに対して，SMRは間接法である。基準集団の死亡率がそれぞれの地域で同じであると仮定して，得られた死亡数と実際の死亡数の比をみるもの。1以上であれば基準集団より死亡が多く，1未満であれば少ないとみなす。
全国と同程度である場合，100と表現することもある。

*2 経験的ベイズ推定量（empirical Bayesian estimate）：英国の牧師で統計学者であったThomas Bayes（1702-1761）が提唱した概念。死亡に関しては，人口の少ない地域ではずれ値（高死亡率）が出やすいことを補正するため，地域全体の平均値に向けた平滑化（smoothing）を行うことを指す。

*3 世界保健デー・スローガン：1980年はHealth or smoking, the choice is yours.（健康か喫煙か，選ぶのはあなた）であった。因みに，1988年の第1回世界禁煙デー・スローガンはTobacco or health, choose health!（たばこか健康か，健康を選ぼう！）で，より積極的なメッセージになっている。

表 7-1 たばことたばこ対策の小史

年次（元号）	事項
1549〜1571	日本へのたばこ伝来（ポルトガルからキリスト教とともに伝来と）
1600 頃	奥州（東北日本）へ伝来
1612（慶長 17）	最初の禁煙令発布
1872（明治 5）	紙巻きたばこ 発明される
1883（明治 16）	岩谷松平による国産「天狗」印たばこ発売
1894（明治 27）	村井兄弟商会，アメリカ葉を混ぜた国産たばこ「ヒーロー」発売
1900（明治 33）	未成年者喫煙禁止法
1904（明治 37）	日本でたばこの専売制開始＝大蔵省が管轄
1915（大正 4）	山極勝三郎・市川厚一がタールがんを創製
1932（昭和 7）	近松寅三がたばこやにを投与し，動物に皮膚がん，胃がん発症を証明
1944（昭和 19）	物資不足のためたばこ葉にイタドリ葉を混ぜたたばこが登場 たばこ配給制開始
1945（昭和 20）	成人男性で 1 日 3 本の配給に減量
1949（昭和 24）	日本専売公社の誕生
1950（昭和 25）	イタドリ葉の混入を中止・たばこ配給制を停止
1954（昭和 29）	Richard Doll & Bradford Hill が英国医師のコホート研究発表
1981（昭和 56）	平山 雄，喫煙夫の非喫煙妻では非喫煙夫の場合より肺がん死亡率が高いことを発表（受動喫煙の健康影響）
1984（昭和 59）	たばこ事業法 制定 「たばこ産業の健全な発展」を目的とする
1985（昭和 60）	専売公社，日本たばこ産業（JT）と社名変更
1988（昭和 63）	世界保健機関（事務局長＝中嶋 宏），5 月 31 日を世界禁煙デーに制定
1999（平成 11）	健康日本 21 にたばこ対策が盛り込まれる
2002（平成 14）	和歌山県で公立学校敷地内全面禁煙に
2003（平成 15）	健康増進法 施行（第 25 条に受動喫煙防止が盛り込まれた）
2004（平成 16）	日本，世界で第 19 番目にたばこ規制枠組み条約（FCTC）を批准 Richard Doll ら，英国医師コホートの追跡 50 年結果を公表
2005（平成 17）	FCTC が 2 月 27 日に発効 厚生労働省にたばこ対策専門官を設置
2006（平成 18）	大分市で全タクシーを禁煙化 望月友美子（国立保健医療科学院）が WHO/Tobacco Free Initiative 部長に就任
2008（平成 20）	和歌山県議会が議員提案で未成年者喫煙防止条例を制定 ロシアなどが FCTC を批准し 160 か国（署名国の 95％）に たばこと健康を考える議員連盟発足し 1,000 円たばこを提唱 JT，たばこ自販機用の成人識別カード Taspo を導入

版[12] が 1993（平成 5）年に，第 3 版（新版）[13] が 2002（平成 14）年に刊行された。第 6 章で述べた WHO・中嶋事務局長の始めた世界禁煙デーの取り組みを追い風に，わが国でも受動喫煙防止を定めた条文（第 25 条）を持つ健康増進法が 2002（平成 14）年に国会を通過し，翌 2003（平成 15）年 5 月から施行された。また，中嶋の後任となった Brundtlant 事務局長は，たばこ規制枠組み条約[*4]を主唱し，世界 168 か国が署名した。

2008（平成 20）年 10 月時点では 160 か国

---

*4 たばこ規制枠組み条約（FCTC, framework convention on tobacco control）：40 か国が批准後 90 日で発効することが定められていたため，2005 年 2 月から発効している。毎年 500 万人がたばこ関連疾患で死亡している事実を共通認識として，世界同時にたばこ価格の計画的な引き上げ，免税たばこの廃止，たばこ広告の禁止など，たばこ製品の使用を減らすための努力を行おうとする初の国際条約である。合衆国，スイスなどは 2008 年 10 月時点でも未批准である。また，インドネシアなどたばこ消費大国で署名していない国もある。

表 7-2 健康日本 21 の領域と主要リスク改善目標（2000 年〜2010 年）

		現状（1997 年）	2010 年
・栄養			
肥満	児童・生徒の肥満	10.7%	7%以下に
	男性（20〜60代）	23.3%	15%以下に
	女性（40〜60代）	25.2%	20%以下に
食塩	成人1日	13.5g	10g 未満に
朝食	中高生の欠食	6%	0%に
	20代（30代）男欠食	32.9%（20.5%）	15%以下に
・運動			
歩数	成人男1日	8,202歩	9,200歩以上に
	成人女1日	7,282歩	8,300歩以上に
運動習慣あり	男（女）	28.6%（24.6%）	39%（35%以上）に
高齢者外出	60歳〜男（女）	59.8%（59.4%）	70%以上に
・休養・こころの健康			
ストレス	あり	54.6%	49%以下に
睡眠時間	不十分	23.1%	21%以下に
自殺者	年間	31,755人	22,000人以下に
・たばこ			
正しい知識の普及	8項目	27〜85%	すべて100%に
未成年者喫煙率	高3男（女）	36.9%（15.6%）	0%に
分煙	公共の場	——	100%に
	職場	——	100%に
禁煙支援	全国市町村	——	100%に
・アルコール			
多量飲酒者	成人男（女）	4.1%（0.3%）	3.2%（0.2%）以下に
未成年飲酒率	高3男（女）	51.5%（35.9%）	0%に
節度ある飲酒知識	既知	——	100%に
・歯の健康			
幼児のう歯	3歳	40.5%	20%以下に
学齢期う歯	12歳1人	2.9歯	1歯以下に
成人進行歯周炎	40代	32.0%	22%以下に
	50代	46.9%	33%以下に
8020達成者	75〜84歳	11.5%	20%以上に
6024達成者	55〜64歳	44.1%	50%以上に

文献1）より著者ら編集（現状は主に1997年だが，一部1993年〜1998年調査結果もある）

（95%）が批准し，日本も19番目の批准国となって，すでにこの条約は2005（平成17）年2月から発効している。

一方，1984（昭和59）年に定められたたばこ事業法[*5]は「たばこ産業の健全な育成」を目的として，所管は厚生労働省ではなく財務省であり，医学的にも政策的にも不合理な状況が続いている。この法律についてはたばこ対策最大の障害であるとして，日本禁煙推進医師歯科医師連盟[*6]はじめ大方の医学関係者の強い反対[14]にもかかわらず，いまだに廃止されていない。

また，疫学的根拠に基づく健康づくり対策で

---

*5 たばこ事業法：日本のたばこ専売制は1904（明治37）年に大蔵省の所管で始まり，1949（昭和24）年には日本専売公社が設立された。その後1985（昭和60）年には日本たばこ産業と社名を変更して民営化されたが，歴代社長は大蔵官僚であり，株式の大半も政府が保持しているため実質的な国営産業であり続けている。

ある「健康日本21」（表7-2）[*7]では，合衆国 Healthy People 政策，英国 Health of the Nation 政策と並び，疫学研究に基づいた根拠のひとつとしてたばこ対策が設定されたが，当初の成人喫煙率半減目標（男53％→26％，女13％→7％）が政治圧力により削除された。この点について，検討会の座長を務めた柳川 洋（当時，埼玉県立大学副学長）は「業界と政治の圧力によって削除されたことは，最も重要なリスクに対する対策を10年先送りしたといっても過言でなく，誠に遺憾である」[15]と無念の心中を告白している。

3）コホート研究

1988（昭和63）年，青木國雄は平山の計画研究（第4章で紹介）以来，20年ぶりになる文部省（当時）全国がんコホート研究班を組織し，全国12万人の追跡を開始した（JACC study : Japan collaborative cohort study）[16]。続いて，津金昌一郎らは1990（平成2）年に全国保健所をベースに厚生省全国がんコホート研究（JPHC study : Japan public health center-based prospective study）を5万人で開始[17]した。これらのコホートはがんの疫学研究のみ

ならず，後述の循環器疾患や難病の疫学研究にも活用されている。また，その知見は国際医学誌等で採択されるとともに，日本疫学会でも増刊として特集号が組まれている[18)19)]。

これら2大コホート研究などを統合した登録時40～79歳の男女約30万人（平均追跡期間9.6±2.3年）の解析では，40歳時点の平均余命が喫煙者，過去喫煙者，非喫煙者の順に男でそれぞれ38.5歳，40.8歳，42.4歳であり，女では42.5歳，42.8歳，46.1歳であることが小笹[20]らにより報告されている。

4）がん検診の評価

日本では，がん早期発見のための検診は胃がんから始まり，ついで子宮頚がん（1961：昭和36年）が試行され，国庫補助を受けながら充実されてきた。1983（昭和58）年からは老人保健法が施行されて市町村実施となり，1987（昭和62）年には肺，乳，子宮体部の3がん検診が，1992（平成4）年には大腸がん検診が追加されてきた。1998（平成10）年以降はがん検診関係経費が一般財源とされたことから国の関与は間接的となった[21]。

この間，合衆国からは Robert S Fontana[22]が Mayo Clinic で肺がん検診に関する無作為化比較試験を行い，その有効性について疑問を呈した。これに対しては，祖父江ら[23]が日本の肺がん検診に関する症例対照研究成績から有効性を指摘した。さらに，放射線科医・近藤 誠は著書「患者よ，がんと闘うな」（文芸春秋，1996年）の中でがん検診は無益であると主張して，一般市民，メディア，医学界全体を巻き込んだ混乱を生じさせた。公衆衛生研究者，疫学者の意見としては「がん検診は有効であるが，すべての検診が同じように死亡率減少に寄与しているものではない。検診と平行して，たばこ対策など生活習慣の変容はとくに重要である」[24]というものであった。実際，久道ら[25]の

---

*6 日本禁煙推進医師歯科医師連盟：東海大学附属病院長だった五島雄一郎（1923-2003）を会長に，「国民をたばこの害から守る」ことを目的として1992（平成4）年に創立された医学団体。2008（平成20）年現在，大島 明（1942- ：大阪府立成人病センター調査部長，同がん相談支援センター所長を歴任）を第2代会長に，会員約1,300人（2007年9月末現在）を擁し，年1回の学術総会の開催，世界禁煙デーに向けた各種啓発，日本学術会議などでのたばこ対策推進のための提言など唱道活動（advocate）を主に行っている。

*7 「健康日本21」（Health Japan 21）：2010（平成22）年を目標年に，国民の健康状態を疫学研究などをもとに設定した数値目標に従って10年間で改善しようとする政策。栄養，運動，休養，たばこ，アルコールを主要領域として，疾患領域別には歯科保健，糖尿病，循環器疾患，がんの目標を設定した。

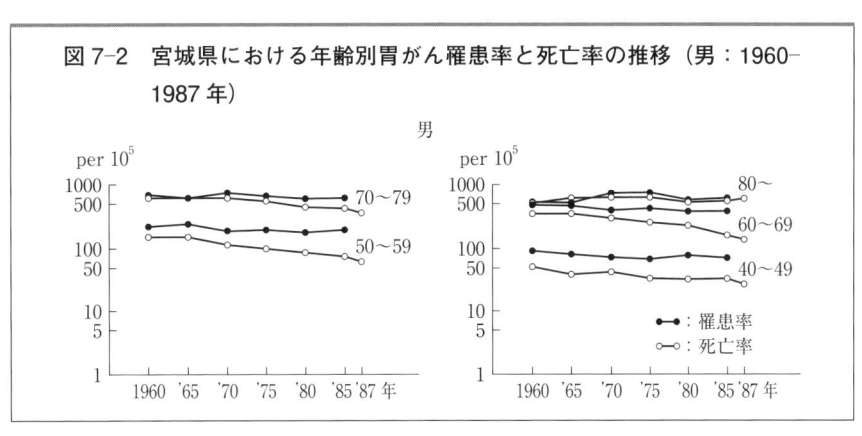

図 7-2 宮城県における年齢別胃がん罹患率と死亡率の推移（男：1960-1987年）

文献 25）の図 6 よりを引用

表 7-3 がん検診の有効性評価（厚生労働省研究班；2001 年）

検診	方法	評価
胃	X 線検査 ペプシノゲン法 ピロリ菌抗体法	死亡率減少効果あり 評価保留（死亡率に関する研究なし） スクリーニングとしては推奨できない
子宮頸	擦過細胞診 パピローマウイルス検査	死亡率減少効果あり 根拠不充分（死亡率に関する研究なし）
子宮体	体部細胞診 超音波断層法	評価の継続を要す（死亡率に関する研究が少ない） 根拠不充分（死亡率に関する研究なし）
卵巣	超音波断層法・CA125 測定	検診方法手技の評価段階
乳	視触診 視触診＋マンモグラフィ 超音波断層法	死亡率減少効果なし 死亡率減少効果あり 根拠不充分（検診方法手技の評価段階）
肺	X 線検診＋細胞診 らせん CT＋細胞診	死亡率減少効果あり 評価保留（死亡率に関する研究少ない）
大腸	便潜血検査 全大腸内視鏡	死亡率減少効果あり 精検方法として推奨
肝	超音波断層法 肝炎ウイルス検査	判定保留（死亡率に関する研究少ない） 罹患率減少効果あり（スクリーニングとして推奨）
前立腺	PSA 測定法 直腸診	評価保留（死亡率に関する研究なし） 死亡率減少効果なし

文献 18）より著者ら改編

研究では，胃がん登録を行っている宮城県で，罹患率と死亡率の乖離が観察され，検診による早期発見効果が示唆されている（図 7-2）。

1996（平成 8）年に組織された厚生省「がん検診の有効性評価に関する研究班」（総括委員長：久道 茂）は国内外の文献を精力的に収集分析し，2001（平成 13）年には総合的な報告書[21]を刊行した。この報告書では，表 7-3 の

ように現行の検診のうちで胃，子宮頸，乳（マンモグラフィ），肺，大腸がん検診には死亡率減少効果があると結論した。

3 循環器疾患の疫学

1）循環器疾患の動向

死亡の観察では，1995（平成7）年にそれまで順調に減少してきた脳血管疾患（脳卒中）死亡が増加し，心疾患死亡が前年より大幅に減少して逆転する現象が観察された。これは，国際疾病分類[*8]がICD-9thからICD-10thへと移行し，死亡診断上，急性心不全死亡が人為的に排除されたためである。最近の数値では2004（平成16）年の脳卒中は12.9万人（死因3位），心死亡は16.0万人（同2位）であり，合わせてがん死亡（32.0万人）よりやや少ない状況が続いている。

2）国際共同研究

テン・デー・セミナー（第4章で紹介）の第1回上級コースは，フィンランドで1982（昭和57）年夏に開催された。ここでは，国際共同研究のアイディアが討論され，世界32か国52施設が協力して尿中排出電解質と血圧に関する断面調査インターソルト研究（INTERSALT study：International cooperative study of electrolyte excretion and blood pressure）が立案[26)27)]された。調査方法は極めて標準化さ

れたもので，測定誤差を減らすためにランダム・ゼロ血圧計[*9]を用い，尿検体は24時間蓄尿からサンプルを得てベルギーの検査センターで一括測定する[28)]など徹底された。この研究では，日本から3施設（自治医大＝郡部地域，富山YKK＝郡部職域，大阪大同生命＝都市部職域）が参加した。全体解析では，血圧との正相関（尿中Na排出量，BMI，アルコール）と負の相関（K排出量）が確認された[27)29)]。

さらに，1996（平成8）年から摂取栄養素と血圧に関する世界4か国共同研究（日中英米）インターマップ研究（INTERMAP study：International collaborative study on macro- and micro-nutrients and blood pressure）が企画[30)]され，共通の栄養調査法やインターソルト研究で確立された測定方法を用いて実施された。英語で書かれたマニュアルや調査票を日本語，中国語に翻訳し，それをまた英語に翻訳し直して（back translation）元の英語と文意が一致するかどうかを確認するなど徹底した標準化が行われた。成績の一端は医学誌の特集号として発刊[31)]されている。

3）循環器疾患基礎調査とその追跡

第4章で既述のように，1961（昭和36）年に始まった成人病基礎調査は，その後循環器疾患基礎調査と改称されて第4次（1990：平成2年），第5次（2000：平成12年）まで実施された。

1994（平成6）年には上島弘嗣（滋賀医科大学教授）が循環器疾患基礎調査対象者の追跡調査NIPPON DATA研究（National integrated project for prospective observation of non-

---

[*8] 国際疾病分類（ICD, international classification of diseases and related health problems）：死因区分の国際的統一を図るため1900（明治33）年以来疾病コードを定めているもの。ICD-10thは10回目の修正であり1990（平成2）年に世界保健大会で採択された。日本では1995（平成7）年の死亡統計から適用されており，高齢者の心不全診断が吟味されるように誘導された。現在WHOで，第11回修正に向けた準備作業が進行中である。

[*9] ランダム・ゼロ血圧計：水銀血圧計で0点が測定前の標準操作により測定後に0～20mmHgとしてランダムに表示されるため，測定値からこの値を減じて計測値とするもの。INTERSALTではすべての施設で英国Hawksley社製のものを用いた。

communicable disease and its trends in the aged）を組織した。現在，1980（昭和55）年の第3次調査集団（NIPPON DATA 80）と第4次調査集団（NIPPON DATA 90）の追跡[32)33)]が進行している。

4）コホート研究

第4章で既述のNi-Hon-San study，久山町研究[34)]，秋田・大阪研究[35)]などは30年以上の追跡が行われ，疫学知見を増大させた。これらは循環器疾患を目的に研究が開始されたが，時代の変遷とともに追跡対象を拡充して，がんなど非循環器疾患の疫学にも寄与した。

また，がんを主目的に開始されたコホートについても循環器疾患の研究が行われ，貴重な研究資源を多目的に相互活用する[36)]時代となった。

4 その他の疾患の疫学

1）呼吸器疾患の疫学

前述した慢性閉塞性肺疾患（COPD）の疫学は，大気汚染との関連を検討していた英国のCharles M Fletcher（第5章：BMRC調査票の項で既述）らが1950年代から精力的に研究していた。日本では，今井ら[37)]がいわゆる四日市喘息と大気汚染の関連を中心に疫学研究を行った。COPDはかつてCOLD（chronic obstructive lung diseases）と呼ばれ，時代とともに概念が推移してきているが，第19回日本医学会総会（1975：昭和50年＝京都市）で笹本 浩[38)]が「COPDとは慢性気管支炎，肺気腫，気管支喘息を含む病態である」との整理を行い，その後びまん性汎細気管支炎（diffuse panbronchiolitis, DPB：難病の疫学で後述）などが追加され，臨床的には慢性非特異的肺症候群として定着している。

気管支喘息は全国的な疾病登録が行われていないため，有病率，罹患率に関する信頼できる情報は少ない。最近，小島ら[39)]が人間ドック受診者を追跡（1997〜2005年）して国際診断基準により100人年[*10]あたり男0.8，女0.3の罹患率であったことを報告した。

2）糖尿病の疫学

「健康日本21」では，2010（平成22）年の糖尿病および耐糖能異常有病者数は1,080万人と推計している。永井ら[40)]は第4次循環器疾患基礎調査（1990年）で得られたフルクトサミン，HbA1c測定値と長崎県内での糖負荷試験結果から，全国の性・年齢階層別有病率を推計した。また，中村ら[41)]は厚生省患者調査[*11]データを用いて推計を行い，2008（平成20）年には糖尿病患者数が男170万人，女150万人に達すると推計した。糖尿病は高齢者ほど合併症が多く，生命予後にも影響が大きいため，今後とも公衆衛生政策上，患者数の正確な推計は重要である。

これに関連して，松澤[42)]の提唱するメタボリック症候群が注目されている。須賀[43)]は事業所定期健診受診者の解析から，肥満（BMI≧25kg/m^2）の関与が大きいことを指摘した。国は2008（平成20）年から特定健診で地域，職域を統合し，保険者の責任で受診率65％以上を確保してメタボリック症候群のスクリーニングを行う構えである。これに対して斉藤ら[44)]は，愛媛県内のコホート集団の追跡から，肥満に絞ったスクリーニングには疑問を呈してい

[*10] 人年（person year）：疫学研究で用いられる観察単位で，1人を1年間観察した期間を1人年と定義するもの。1人を10年観察した場合と10人を1年間観察した場合を等価とみなす。

[*11] 患者調査：病院および診療所を利用する患者の傷病状況を明らかにするために1953（昭和28）年以来1日調査として継続されてきた。1984（昭和59）年以降は3年ごとの実施となっている。

る。また，嶋本[45]も秋田・大阪における追跡調査から非肥満者からの循環器疾患死亡が多いことを示し，国の政策は地域全体や地域差を十分見通したものではないと論じた。

3）消化性潰瘍の疫学

オーストラリアのBarry MarshallとRobin Warrenはピロリ菌（*Helicobacter pylori*）の発見と胃潰瘍・胃炎における役割の解明により2005（平成17）年のノーベル賞を得た。ピロリ菌感染が胃がん発症のリスクになることは海外のコホート内症例対照研究[*12]でオッズ比が2.8～6.0であったことから有力となった[46]。また，ピロリ菌と萎縮性胃炎との関連は，津金，深尾らの横断研究からも高いオッズ比が示され，世界的なコンセンサスが得られている。渡邊[46]は臨床医主導で強力に進められてきた研究の現状に関し，ピロリ菌と消化性潰瘍の関連を含めて，疫学者の関与の重要性を指摘している。

4）難病の疫学

第5章で既述のように，難病の疫学は厚生省・厚生労働省研究班を中心に研究されており，植松班（1976-1981年），青木班（1982-1988年）に続いて主任研究者を柳川 洋（1988-1993年：自治医科大学教授），大野良之（1993-1999年：名古屋大学教授），稲葉 裕（1999-2005年：順天堂大学教授），永井正規（2005年-：埼玉医科大学教授）とかえて継続されてきた。

柳川班[47]では，日本疫学会で編集された「疫学ハンドブック」の中で難病の疫学を取り上げ，研究成果を公表した。大野班では，2000（平成12）年に150氏分担執筆の「難病の最新情報」を刊行した。国民栄養調査区に準じ，全国12ブロック別に20～79歳の男女対照群を既存のコホート集団のベースライン情報などを活用して編成し，7万人を越える pooled control[48)49)]として複数の症例対照研究が行われた。稲葉班[50]では難病の疫学研究30年の成果をまとめ，病因，診断基準，根治療法，ADL（activities of daily living），生命予後，QOL（quality of life），推計患者数について，研究班開始時点，10年前，現在の状況を総覧した。

一例として前述したDPB[51]の例を示すと，病因については一部解明され，診断基準は確立し，根治療法としてエリスロマイシン少量長期投与法の発見，ADLは充分確立され，生命予後・QOLとも改善している。患者数推計は1980（昭和55）年以降，疫学調査としては実施されていないが減少傾向にあるとみられる。また，サルコイドーシス[52]では病因は一部解明，診断基準は確立し，治療法もある程度確立，ADLは良好で，発症2年以内の自然治癒が80～90％あり，1991（平成3）年の全国実態調査で約7,000例と推計され，新発生は過去変化が少ないと考えられている。

5）産業活動と疫学

産業保健をとりまく状況変化として，2001（平成13）年に厚生省と労働省が一体となった厚生労働省が発足し，環境庁は環境省へと独立したことが挙げられる。WHOでは，1991（平成3）年のサンドバール宣言[53]（スウェーデン）で環境づくりのために自然資源を適切に管理し，人間も地球上の生物種のひとつであることを指摘した。国際連合でも1997（平成9）年に「気候変動に関する国際連合枠組み条約の京都議定書」（Kyoto Protocol）を採択し，2005

---

*12 コホート内症例対照研究（nested case control study）：第1章脚注*12でも触れたが，追跡集団であるコホート（第3章脚注*7で解説）を巣にみたて，集団内に症例と対照を設定して比較する研究方法。

（平成17）年には発効，産業活動からの地球温暖化ガスの排出規制が始められた。2008（平成20）年7月に北海道で開催された第34回主要国首脳会議（北海道洞爺湖サミット）では，2050年までに温暖化ガス排出を半減する目標を世界が共有することを宣言した。

現実に，アラル海は1960（昭和35）年以降の水量が3分の1以下，面積は半分以下となり，塩分濃度が上昇して漁獲0となった[54]。日本でも，2006（平成18）年から中国大陸からと思われる工場排煙により，九州地域で光化学スモッグが頻発してきた。全地球的なパートナーシップが待望されている。

● 水俣病

原田[55]は，水俣病が政治的社会的事件であるにもかかわらず，医学に丸投げしてきたとの印象を書いている。第一次水俣病訴訟の判決では，発生については，「安全が確認されるまでは危険であるとみなす」という，従来の過失論を超える内容であった。また，被害の拡大予防については①化学工場は絶えず文献調査を行い，可能な限りの情報収集に務める義務を負う；②工場排水の安全性の確認義務；③環境調査・モニタリングの義務；④高度の注意義務の必要性，を指摘した。賠償責任は，被害者からの告発で元工場長と元社長に1977（昭和52）年に有罪判決が出たが，実効性はなかった。その後2004（平成16）年10月に最高裁判決があり，医学専門家が認定しなかった患者を，裁判官が水俣病の蓋然性が高いと判断し，2006（平成18）年2月現在で3,400人が新規に水俣病認定の申請を行い，新局面を迎えた。

原田は現在，熊本学園大学で水俣学を講じ「水俣病は社会を映す鏡である」との持論を実践している。また，水俣病発症の因果関係論については，津田ら[56]が詳細な検討を行い，従来の水俣病患者認定では科学的推論に問題があ

ることを指摘している。

● 職業がん

岸[57]はクロム肺がんの研究から，これまでの職業がんの探知には臨床医の直感が重要であったことと，今後の職業がんでは低レベル曝露と発がんの予防が課題であることを強調した。

低濃度曝露の事例として歯科医では各種の軽合金を使用することから，研磨くずの吸入により肺がん発症リスクが高いとの仮説が提出され，がん登録を活用した研究ではリスクの上昇（一般集団と比較して1.01［95%信頼区間0.72-1.39］と差なし）は観察されなかった[58]。

● 過労死

上畑[59)60)]は労災認定症例の検討から，暗黙の強制過重労働で疲労が蓄積し，精神的，肉体的過負荷により脳血管疾患，虚血性心疾患などで突然死を来す病態であると定義した。後述のうつ病，自殺の予防とともに，産業保健領域の重大な課題の一つである。

6）母子保健と疫学

● 母子保健指標の推移

表7-4に主な母子保健指標の推移を示す。この20年間で出生率は50%減少したが，乳児死亡率，新生児死亡率とも約3分の1に低下し，世界的にみても良好な状態となった。

2001（平成13）年に導入された「健やか親子21」政策は，先に述べた「健康日本21」の母子版であり，虐待防止，思春期の自殺防止，小児期からの生活習慣病予防までを含む健康づくり計画である。

● アレルギー性疾患の疫学

スギ花粉症は1964（昭和39）年に堀口ら[61]により栃木県日光地方で発見された。その後，国保レセプトとスギ林分布の関連を調べた生態

表7-4 母子保健関連指標の年次推移（1980年〜）

指標（単位）	1980（昭55）	'90（平2）	'00（平12）	'06（平18）
出生率（人口1000対）	13.6	10.0	9.5	8.7
乳児死亡率（出生1000対）	7.5	4.6	3.2	2.6
新生児死亡率（出生1000対）	4.9	2.6	1.8	1.3
自然死産率（出産1000対）	28.8	18.3	13.2	11.9
人工死産率（出産1000対）	18.0	23.9	18.1	15.6

学的研究[62]（第1章脚注[*12]参照），IgE特異抗体検査を用いた横断研究[63]，発症リスクに関する症例対照研究[64]などが実施され，スギ花粉の飛散量の多い年には花粉症患者が大発生することが確認された。

また，ディーゼル車排出ガスによりスギ花粉症が遷延化するとの仮説[65]が提示されたため，3日間の個人サンプラーによる曝露量測定を含む疫学調査が計画された。その結果，疫学研究[66]では排ガスへの曝露と花粉症発生増加の根拠は得られなかったが，新聞報道では「ディーゼル排ガス，花粉症に悪影響」など試験管内実験の結果を拡大解釈した記事が目立った。

● 小児期からの生活習慣病

大国ら[67]は1990（平成2）年に小児期にすでにいわゆる成人病に罹患しているもの，潜在的に動脈硬化などの生活習慣病が存在しているもの，生活習慣病の危険因子が存在する予備軍を小児成人病と定義し，生活習慣の改善が必要であることを指摘した。鏡森ら[68]は富山県内の新生児（1989〜1990年生まれ）1万人を1994（平成6）年まで追跡し，親の肥満と児の肥満の関連を観察した。交絡因子[*13]を調整した児の肥満リスクは，父の肥満で1.7，母の肥満で2.5と高かった。

また，坂田ら[69]は地域医師会との共同研究[70]で小中学生の血清脂質を標準化された方法で測定し，1992〜1995（平成4〜7）年の段階で和歌山県中部の学童では，総コレステロール値が200mg/dlを超える者が小学4年生で男女とも27%，中学1年生で男15%，女23%に達していることを示した。

● その他の話題

1997（平成9）年12月，人気テレビ・アニメ「ポケットモンスター」を視聴した児が気分不快，吐き気，けいれん発作[71]などを示し，全国で750人が病院へ搬送（うち入院135人）された。激しい光の点滅による光感受性発作であるとして，同番組は翌年4月まで休止され，その後放送コードが改訂された。

また，電磁場と小児白血病に関連して，生態学的研究によりリスクの上昇が示唆されたため，日本でも症例対照研究[72]が実施され高いオッズ比が確認された。日常的に曝露されている低容量であっても，リスクを高める可能性があるものとして，今後の研究の発展が期待される。

[*13] 交絡因子：研究している要因と結果の関連に影響を与える第3の要因のこと。例えば，コーヒー飲用と血圧の関連を観察している時の飲酒や喫煙はともに交絡因子となる。

7）高齢者の健康と疫学

●高齢者の現状と健康指標

2006（平成18）年の死亡率に基づく平均寿命（0歳平均余命）は，男79歳（アイスランド〔79.4歳〕に次ぎ世界2位），女85.8歳（世界1位；2位はスイスの83.9歳＝2005年）となり，わが国は世界有数の長寿国であることを保っている。厚生労働省は1989（平成元）年にゴールドプラン，1994（平成6）年に新ゴールドプランを策定し，高齢者の福祉保健推進を意図したが，2000（平成12）年からの介護保険導入に向け1999（平成11）年に21世紀の高齢者対策を意味するゴールドプラン21を策定した。この中では①生き甲斐をもった社会参加；②要支援者に対する介護サービス確保；③住民相互に支え合う地域づくり；④介護サービスの信頼性確保が主要点となっている。

平均余命に対して，1980年代から健康余命の概念が登場した。これはADL障害のない平均余命[73]，認知症のない平均余命[74]など生存状態の質を加味した考え方である。橋本ら[75]が既存統計（1995年国民生活基礎調査，1998年患者調査など）から試算した結果では，65歳男の平均余命は16.8歳であるのに対して，障害なし平均余命は15.1歳，女性では同様にそれぞれ21.2歳，18.4歳であった。また，Christopher JL Murray（ハーバード大学→WHO）は障害調整生存率（DALY, disability-adjusted life year）を考案[76]し，非致死的疾患の影響も考慮した健康指標として提示した。今後，健康政策の策定過程などで活用が進むものと考えられる。

一方，百寿者の研究[77]から治療中の者が少なく，歯牙が残存しており，喫煙率が低いなどの特徴が明らかにされた。地理的には65歳以上人口当たりの百寿者の割合は，四国，九州地方に多く，東北，関東地方に少ない傾向がみられた[78]。

●8020運動と歯の健康

8020運動は80歳で歯牙を20本以上保有している状態を実現する取り組みであり，1989（平成元）年から開始されている。咀嚼は脳機能を活発にすることが知られ，将来の認知症予防に有用[79]であると考えられている。「健康日本21」でも歯の健康が取り入れられ，生涯を通じた管理によるライフサイクルに応じた歯科保健推進[80]が期待されている。小児コホートの長期追跡には困難が予想されるが，8020達成の条件に関する疫学公衆衛生研究が行われることを期待したい。

●転倒と大腿骨頸部骨折

転倒と骨折は，高齢者の寝たきり状態を作り出し，ADL，QOLを低下させる主要要因である。地域の高齢者がどの程度転倒を経験しているかについては，男19％，女20％との研究結果[81]が報告されており，調査1年後の転倒リスクも経験者で男2.7倍，女2.4倍に達していた。転倒予防については筋力維持の重要性[82]が指摘されており，実際全国の市町村調査（2004：平成16年）[83]でも転倒・骨折予防教室は回答市町村の71％で行われていた。

一方，骨折とくに大腿骨頸部骨折は医療を必要とし，著しくQOLを低下させる。過去4回の全国調査が5年ごと（1987～2002：昭和62～平成14年）に実施[84)〜87)]され，第5回調査も解析が進行している。年間新発生患者数はこの20年間で男1.4万人から2.5万人に倍増し，女4万人から9.3万人へ2.3倍増していると推計（図7-3）された。

●認知症

高齢者のADL，QOLを低下させる要因として，認知症も重要である。大塚[88]は1973～1996（昭和48～平成8）年の信頼性の高い29実態調査を総覧し，2010（平成22）年には認

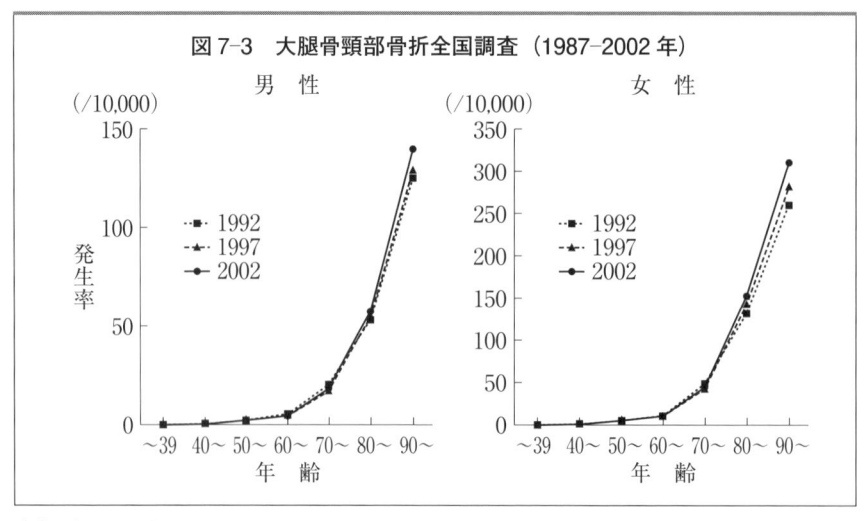

図 7-3 大腿骨頸部骨折全国調査（1987-2002 年）

文献 87) 図 1 より引用

知症患者 220 万人に，2025（平成 37）年には 300 万人を突破すると推計している．また，認知症の原因として，現状ではアルツハイマー病（AD）20%，脳血管性 60%，その他 20% であるが，近年 AD が増加しつつあると述べている．

高齢者の認知症が疾病であるのか老化の自然経過であるのか議論はあるが，予防の可能性については 8020 運動の項で示した禁煙する，よく噛んで食べるのほか，パズルゲームなどの思考作業を継続する[89]，身体活動度を保つ（高める）[90] などの方法が提案されている．

8）放射線と疫学

1986（昭和 61）年に，旧ソビエト連邦（ソ連）のチェルノブイリで原子力発電所（原発）の事故が発生し，原発勤務者の被曝，住民の健康影響，周辺地域への環境汚染，また見えない影響に対する不安など，当時のソ連が情報開示をしていなかったことから世界がパニックに陥った．引き続いた政治体制の変革で，被害地域が 1991（平成 3）年からウクライナ，ベラルーシ，ロシア共和国に三分割されたことも混乱を大きくした．WHO や国際原子力機関[*14]（IAEA）のリーダシップで混乱は収拾され，WHO の協力センターをネットワークして，被曝者の長期追跡が可能となり，日本からも放射線影響研究所（放影研），放射線医学総合研究所（放医研）がこのプロジェクトを支援している[91]．

1999（平成 11）年には JCO ウラン加工施設（茨城県東海村）で臨界事故[*15] が発生した．作業員 3 人が急性放射線症と診断され，地元の病院における応急処置の後，千葉県にある放医研にヘリコプターで搬送されて治療を受けた（大量被曝の 2 人はその後大学病院で集中治療を受けたが，それぞれ 3 か月後と 7 か月後に死亡）．管轄保健所が地元市・村と協力して健康影響調査を実施し，不安解消に取り組んだ[92)93]．

---

*14 IAEA, International Atomic Energy Agency：1957（昭和 32）年に創設された国際機関（本部＝ウイーン）．原子力を平和利用し，軍事転用を防止するために活動している．
  2005（平成 17）年には事務局長の Muhammad al-Baradai（1942-：1997 年から事務局長）と IAEA が平和活動に対するノーベル平和賞を得た．
*15 臨界事故：核分裂物質が核分裂連鎖反応を維持できる最小限の質量（臨界質量）を超過したため，核分裂反応が持続して起きる事故．発生場所から数メートル以内の被曝者は致死的影響を受ける．

9）精神疾患と疫学

「健康日本21」では2010（平成22）年までに自殺者を年間2万人以内にするとの目標を設定した。現状では2006（平成18）年の自殺者数が29,921人と3万人に迫っている。とくに，25～44歳男性では死因1位となり，生産年齢人口における自殺予防が緊急課題となっている。先述のDALYによる評価では，2000年→2020年で自殺の主因であるうつ病による世界の疾病負荷が上位4位から2位になるとのWHOによる予測[94]もある。

本橋ら[95]は自殺は予防可能であると述べ，具体的な予防法を提言している。住民啓発として全戸配布のパンフレット作成，うつ病診断と治療のための一般医向け研修会の開催，市町村における自殺予防モデル事業の推進（うつ病の実態調査，ハイリスク者に対する個別相談と追跡，こころの健康づくり巡回相談，高齢者いきがい対策など），うつ病や自殺を語ることがタブー視される社会を変革する点を強調している。

5 まとめ

疫学拡大期の現代は，第6章でも述べたようにどの情報に意味があるのか，迅速に判断し医療に活かすことが求められるエビデンス追求の時代でもある。

生活習慣病では，2000（平成12）年の「健康日本21」政策による地域対策の導入は画期的であった。循環器疾患では，地域ぐるみの高血圧対策が定着し，戦後死因1位を続けた脳卒中も1981（昭和56）年以降はがんに首位をゆずり，現状は心疾患死亡に続き3位になった。また，メタボリック症候群は流行語としても定着したが，そのリスク要因としての対応には必ずしも定見がない現状であり，引き続き疫学公衆衛生研究による評価が期待される。

最近の20年間では，"たばこ病"流行への対応が国際的にも国内的にもとくに重要である。国が受動喫煙防止を定めた健康増進法を2003（平成15）年5月に施行すると，2005（平成17）年2月にはWHOのFCTC（本章脚注[*5]参照）が発効した。2003（平成15）年10月に日本公衆衛生学会がたばこのない社会の実現に向けた行動宣言を公表，日本疫学会でも2005（平成17）年1月にたばこ対策宣言を出した。さらに，2005（平成17）年には9学会合同禁煙指導ガイドライン委員会（日本口腔衛生学会，口腔外科学会，公衆衛生学会，呼吸器学会，産婦人科学会，循環器学会，小児科学会，心臓病学会，肺癌学会）が公表され，翌年からのニコチンパッチ処方の保険診療化に貢献した。「健康日本21」にもたばこ対策が盛り込まれたが，成人喫煙率の改善目標値は中間評価でも見送られ，改めてたばこ事業法の廃止が議論されることとなった。

難病に関しては，次の最終章でも言及するが遺伝子解析技術の発達で病因特定が目覚ましく進歩した。一方，日本の公害は一応の決着がはかられたが，世界的にみて環境問題，公害の防止は猶予のない大きな課題であり，国際連合による京都議定書の推進が必要である。これらの評価にも疫学に期待される部分が少なくない。また，産業保健や母子，高齢者，放射線影響など多様な健康課題の中で低濃度曝露とその健康影響の正確な検出は，まだ解決されていない。

1985（昭和60）年以降の医療の動きでは，要介護者増加に対する医療の機能分担が，国の政策として推進された。2001（平成13）年より施行された第四次医療法改正では，病院病床を一般と療養に区分し，急性疾患を担う病院との機能分化を進めた。2007（平成19）年施行の第五次医療法改正では，医療内容に対する情報提供の推進が強調された。他方，医師研修制

度の見直しにより，大学医局を中核とする従来型の医師供給体制は維持できなくなり，民間・公立を問わず，小児科，産科，麻酔科など，特定の診療科医師が極端に払底する状況となり，これに応じるべく厚生労働省は大学医学部の定員を増加させ，各都道府県も医師確保に奔走している。

このような中，医学を背景とした疫学者への期待は高まっているが，現状では国内ポストが潤沢とはいえず，また疫学者の今後における研究の方向や日本の医療に対する関与は必ずしも明らかではない。最終章では，疫学の分化を紹介するとともに，今後の方向性について考えてみたい。

第8章

疫学のこれから
―直面する課題と未来―

Key words 倫理課題 ethical issue, 臨床疫学 clinical epidemiology, 環境疫学 environmental epidemiology, 社会疫学 social epidemiology, 政策決定 policy decision, 健康危機管理 health risk management

1 はじめに

2005（平成17）年に導入された個人情報保護法[*1]は、疫学公衆衛生研究の実施に大きな制約を与え、この法律を理由にがん登録を中止する自治体も出現する事態となった。これは、1980（昭和55）年に経済協力開発機構（OECD, Organization for Economic Cooperation and Development）が採択したいわゆるOECD 8原則[*2]で、情報を国際的に自由に流通させるためには個人のプライバシーに配慮した情報保護が必要である[1]ことを厳密に体現したものである。

[*1] 個人情報保護法：1980（昭和55）年に個人情報の取り扱いとプライバシー保護を規定したOECD理事会勧告を受けて、国際的に個人情報の保護が課題となる中、個人を行政の中で確認するための住民基本台帳ネットワークの稼働やインターネット上での個人情報の相次ぐ漏洩事件を経て、2003（平成15）年5月に成立した法律。周知期間を経て2005（平成17）年4月から施行されている。

[*2] OECD 8原則：個人情報の保護のため、①収集制限；②データ内容；③目的の明確化（目的外使用の制限）；④利用制限（収集された情報は二次利用しない）；⑤安全保護（漏えい防止）；⑥公開（データ提供者本人が研究への利用を拒否できる）；⑦個人参加（本人からの求めに応じて情報を開示する）；⑧責任（管理責任者を明確にし、苦情は適切に処理）の8原則を守れば個人情報を流通させられることをまとめた。

疫学では、結果の公表は集団全体としての傾向をみる場合が多いが、その解析過程では個人を特定した記録の照合が避けられないため、日本疫学会でも2002（平成14）年に「疫学研究を実施するにあたっての倫理宣言」を公表し、適当な倫理審査を事前に受けられない研究者のために、学会として倫理審査を引き受けている。個人の決定権を尊重しながら、適切な研究計画に基づく疫学公衆衛生研究の必要性が今まで以上に増加している。

これまで7章にわたり述べてきたように、学問としての疫学は日本では江戸時代に萌芽し、高木兼寛（脚気予防の介入研究）、緒方正清（富山県奇病論）らの活躍を経て、野邊地慶三の戦前からの主導により戦後20年間で急成長した。そして、1965（昭和40）年以降の20年間では、公害病や原因不明疾患の病因解明、感染症、循環器疾患、がんなどの個別対策の基盤を確立する過程を強力に支えて発展した。さらに、1985（昭和60）年以降の拡大期では、応用分野がさまざまに増大し、現在も刻々と分化を続けている。

最終章の本章では、疫学の分化過程を振り返って、今後の疫学がどこへ向かい、日本の医療にどう貢献しうるのかについて考察したい。なお、以下に示した疫学の分化項目は必ずしも網羅的ではなく、比較的よく用いられている領域

に限定した。また，記述順が歴史的発展過程を示すものでないこともお断りしておく。

2 疫学の分化

1）臨床疫学

臨床疫学（clinical epidemiology）は患者を研究対象に，通常は臨床家が臨床の現場で行う疫学研究のことをさす。古典的疫学では，原因の追及とリスクの測定を目標とするが，臨床疫学では確認された患者の治療方針・療養方針の意志決定に主な努力が払われる。古くは合衆国の John Rodman Paul（1893-1971）が 1938（昭和 13）年に提唱[2]している。

わが国では，川井[3]が多因子の関与する慢性疾患の管理には疫学的手法が重要であり，内科学と公衆衛生学は別次元の領域ではないと主張している。久繁ら[4]は「臨床判断学」を 1989（平成元）年に刊行し，臨床行為のプロセスでいかに疫学を援用するかを紹介した。従来の医療への反省として「使った，治った，だから効いた」といういわゆる三た論では科学性に欠ける[5]との批判に対応して，臨床疫学は日本に定着した。第 6 章脚注[*4]で述べた EBM は臨床疫学の応用分野ということもできる。

2）環境疫学

臨床疫学と対になる語として，環境疫学（environmental epidemiology）がある。これは，"外部環境に存在する物理的，化学的，生物学的要因が人の健康に及ぼす影響を研究する科学[6]"と定義される。

職業がん研究など，産業疫学（occupational epidemiology）との異同も話題にされているが，手工業者特有の疾患を記述したイタリアの Bernardo Ramazzini（1633-1714）や煙突掃除少年のすす曝露と成人後の陰嚢がん発生を示唆した英国の Percival Pott（1714-1788：第 2 章で紹介）らの業績は，今日的な意味の環境疫学に相当すると考えられる。環境疫学も産業疫学も，ともに原因曝露に重きを置いた術語である。

国際産業保健学会（ICOH, International Comission on Occupational Health＝1906 年にイタリア・ミラノで発足）では，従前から産業疫学に関する学会を開催しており，2007（平成 19）年にはカナダで第 19 回の国際産業疫学会（EPICOH, Epidemiology in Occupational Health of the International Commission on Occupational Health）が行われた。日本でも 1989（平成元）年に第 7 回が東京で開催されている（学会長＝櫻井治彦・慶應義塾大学教授）。

20 世紀は比較的分かりやすい曝露要因に関するリスク評価の時代であったが，21 世紀は職業がんの項（第 7 章）で既述の通り複雑な業務環境の中で低レベル曝露の精密な評価が一層求められるようになると予測される。ヒトゲノム・プロジェクト[*3]では，将来の疾病予防のヒントを与えるにしても即効性のあるメリットは少なく[7]，環境疫学，産業疫学の重要性は増している。なお，環境疫学については世界保健機関（WHO）が「環境疫学研究の手引き」書を刊行[8]している。

3）実験疫学

実験疫学（experimental epidemiology）は，第 1 章で紹介したように感染症（当時の表現では伝染病）の流行機序を解明するために，ハツカネズミの集団コロニーを対象に，流行状況や

[*3] ヒトゲノム・プロジェクト（human genome project）：合衆国エネルギー省と厚生省が 1990（平成 2）年に立ち上げた計画で，ヒトの遺伝子 22,000 個すべてを明らかにするもの。国際協力を得て 2003（平成 15）年には全塩基配列が公表された。

ワクチン効果を判定するために行われた。日本でも福留[9]や栃内[10]の研究事例がある。

渡辺[11]は1966（昭和41）年に「実験疫学の課題」として，胎生病理学や細胞遺伝学を導入した疫学研究の必要性を指摘し，将来は分子生態学（molecular ecology）と同化するとの予測を発表している。

4）血清疫学

血清疫学（seroepidemiology）は，特定の抗体の血清レベルにおける特徴的な変化を，血清学的検査で見出すことを基礎にした疫学的研究のことをいう。臨床的にはまだ診断が確定されていない段階でも，潜在的な疾患の検出に有用である。

福見は，1950（昭和25）年にYale大学予防医学教室のJohn R Paul（臨床疫学の項で先述）らが行った灰白髄炎の抗体検査研究[12]が最初のもので，この段階ではserological epidemiologyの術語を用いていた[13]としている。

5）野外疫学

野外疫学（field epidemiology）とは第6章でも実地疫学として述べたが，現場に出て行う疫学の総称[14]であり，情報収集を戸別訪問で行うものをとくにshoe-leather epidemiology[15]と称する。これは，戸別の家庭訪問によって革靴を履きつぶすことから生まれた命名である。歴史的にはJohn Snow（第1章で紹介）が1854年のロンドン・ゴールデン街のコレラ実態調査で用いたのが嚆矢といわれる。性行為感染症の疫学，食中毒の疫学などではとくに有用性の高いことが知られている。日本では一名"わらじ疫学"の名もある。家庭訪問による情報収集は疫学の基本であり，その重要性は現在も変わらない。

6）理論疫学

理論疫学（theoretical epidemiology）は，数式により流行の法則性を明らかにする手法[16,17]で，確率論や決定論に基づく数学モデルを用いる。歴史的には第1章の冒頭で述べた人口動態統計の開発者であるWilliam Farrが，1840年に10年前の痘瘡流行データに基づく理論的な死亡数予測（期待死亡数[*4]）を提示している。

7）分子疫学

古典的な疫学が人間集団，ときに器官レベルまでに焦点を当てているのに対して，分子疫学（molecular epidemiology）では細胞，細胞以下のレベルを問題にしている[18]。

発がんに伴う分子変化，遺伝子多型を研究する科学で，疫学の一領域というよりは測定水準・方法を示す術語[19]である。元来，遺伝疫学（genetic epidemiology）として血族間に発生する疾病の原因，分布，制御，また集団における遺伝的要因を扱う科学であり，遺伝要因と環境要因の交互作用についても研究されていたが，分子疫学の登場により研究者が拡大した[19]。

8）薬剤疫学

薬剤疫学（pharmacoepidemiology）は，集団における薬剤に関連した事象の出現頻度と分布を明らかにし，効果的な治療法に資する科学[20]である。

1980（昭和55）年頃から研究が盛んになり，副作用の検出，薬剤の長期投与効果の判定，薬

[*4] 期待死亡数（expected number of death）：標準化死亡比（第7章脚注*2参照）などの算出で用いられる数値。標準集団（全国など）の死亡率を，その観察集団に適用し，標準集団と同じ程度の死亡状況であればどの程度の死亡数となるかを計算するもの。expectedを期待と和訳しているが，"見込み"ということであり何かを期待しているとの語意ではない。

剤による延命効果やQOLの大きさの測定,医療費抑制への寄与など[21],わが国の医療に対する薬剤疫学の役割に多くの期待が集まっている。

9）栄養疫学

食事や栄養と疾病発生の関連については,古くは高木の脚気介入研究など,わが国にも世界的な業績がある。豊川裕之[22]は1987（昭和62）年に「栄養素の作用は消化吸収を経て細胞や組織レベルに機能しているのに対して,料理や食品は個人,家庭,地域レベルの機能であり,疫学の応用が可能である」と述べた。

栄養摂取の調査法を確立し,疫学研究に系統的に用いたのは合衆国のWilliam Willet（1987：昭和62年）が最初[23)24)]であると思われる。食事内容は連続変数であり,特定栄養素の摂取が全くないという場合はむしろ少ない。いかに正確に栄養摂取量を記録するかは栄養疫学（nutritional epidemiology）の根幹である。ちなみに,John M Last の"A dictionary of epidemiology"（4版＝2001年）[6]には"栄養疫学"の語はまだ登場していない。

10）運動疫学

日本運動疫学研究会（Japanese Association of exercise epidemiology）は体力医学会の有志により1998（平成10）年9月に発足[25)26)]した。荒尾 孝（当時,明治生命厚生事業団体力医学研究所）,熊谷秋三（九州大学健康科学センター）,下光輝一（東京医科大学衛生公衆衛生）の3人が発起人代表となった。体力医学会の中でも,日本疫学会の中でも,運動と健康の関連を専門に扱った研究発表は多くないため,専門の研究会の設立が計画されたものである。今後,「健康日本21」政策やメタボリック症候群対策の評価とも関連して,運動疫学（exercise epidemiology）の重要性が増すと考えられる。

11）社会疫学

社会疫学（social epidemiology）とは,健康状態の社会内分布と社会的決定要因を研究する疫学の一分野[27)28)]である。健康格差のメカニズムを探究し,解決法を提案する学問ともいえよう。上記の10領域の疫学の多くが分化の視点・傾向が強いとすれば,社会疫学はむしろ社会学,経済学,人口学,生態学,医学,疫学など多くの研究領域の統合の科学である。

日本では,2001（平成13）年5月に大阪で開催された第5回国際循環器病予防会議での討論をきっかけに,同年9月に研究会が開始された。社会疫学では健康政策のみならず,社会政策や広く社会のあり方まで考える研究領域[29]である。社会疫学者が受け入れられている国ほど,疫学の政策への反映も顕著であるといえよう。20世紀の後半,とくに1990年代から研究者が増加[30]しており,今後の発展が待望される。

12）応用疫学

疫学はもともと応用科学であり,応用疫学（applied epidemiology）の語感は必ずしもしっくりしたものではない。疫学辞典[31]の定義では,「公衆衛生領域や保健医療の分野における疫学的な発見や疫学手法の応用と評価に関する学問」とされており,病因研究,保健プログラム,保健政策,保健サービスについての研究を含むものであることが書かれている。

これらはまさにWalter W Holland[32]のいうepidemiological public health researchesそのものであり,多くは上述の社会疫学など既存のものと重なっている。疫学の新たな領域というよりは,疫学本来の研究を指すものであるようにも思われる。

表8-1 川崎病の病因説（柳川）

区分	内容
感染	細菌，ウイルス，リケッチア
感染＋免疫異常	アレルギー体質の関与など　自己免疫疾患説
化学物質	洗剤，農薬，重金属

文献37）より著者ら改編

3 疫学の直面する課題

1）病因解明への寄与

●因果関係論

因果関係については，古典的には微生物と伝染性疾患の関連について Jakob Henle[33]（ドイツの病理学者；1809-1885）が1840年にいわゆる Henle の3原則（①一定の伝染病には一定の微生物が必ず証明される；②その微生物は分離可能である；③分離された微生物で実験的に動物に感染が起きる）を発表した。これは Robert Koch[33]（第1章で紹介）が1882（明治15）年に Henle-Koch の条件（postulates）として④実験的に感染した動物から同一の微生物が分離でき，純培養可能である，との1項を追加し，整理された。

戦後，たばこ病の疫学研究などで名高い Sir Austin Bradford Hill[34]（第4章・5章などで紹介）は因果関係判断のための9規準（1965：昭和40年）を発表している。この本質は，合衆国公衆衛生局長諮問委員会がたばこと健康の因果関係を検討した際に行った，5つの条件[35]（1964：昭和39年）に集約される。すなわち，①関連の一致性（同じ現象が時間，場所，対象が異なっても観察される），②強固性（相対リスクやオッズ比が大きい），③特異性（特定の要因と結果が特異的に観察される），④時間性（原因は結果の前に存在する），⑤整合性（既存の情報と矛盾しない）である。これらはいずれも必要十分条件ではないが，観察事象から因果関係を検討する際には，確認しておく必要がある。

以下に，疫学が病因解明に果たした事例を紹介する。

●川崎病

本血管炎症候群は，川崎富作が1967（昭和42）年に報告して以来40年が経過し，2年ごとの全国調査も2005～2006（平成17～18）年シーズンで19回となった[36]。この間，1979（昭和54）年，1982（昭和57）年，1986（昭和61）年の3回の全国的な流行を経験し，報告患者総数も20万人を超えたがいまだ原因（表8-1に容疑病因[37]）が確定せず，予防法の確立には至っていない。

感染を示唆する疫学所見としては，過去3回の全国流行；全国に波及し6か月で終息する経過；1歳前後に発生ピークあり；家族集積性（同胞からは1週間以内の発症リスクが10倍）；世界各地で観察されているなどが得られている。

●難病

第7章で述べたように，稲葉班では過去30年間の難病の疫学研究結果[38]をまとめた。検討された118疾患の中で，病因がほぼ解明されたものを表8-2に示す。遺伝子解析技術の発展が大きく寄与していることが表れている。現在進行中の永井班では，難病の疫学研究のため

表 8-2 病因がほぼ解明された難病（2004 年；稲葉班）

疾患名	臨床研究班開始年（元号）	病因
脊髄性進行性筋萎縮症	1973（昭 48）	第 5 番染色体上の SMM/NAIP 遺伝子異常（常染色体劣性遺伝）
球脊髄性筋萎縮症	1973（昭 48）	X 染色体上のアンドロゲン受容体遺伝子異常（伴性劣性遺伝）
ハンチントン病	1973（昭 48）	第 4 番染色体上の huntingtin 遺伝子異常（常染色体劣性遺伝）
ライソゾーム病	1973（昭 48）	遺伝子異常によるライソゾーム酵素欠損
クロイツフェルト・ヤコブ病	1976（昭 51）	プリオン蛋白の異常プリオン蛋白変化
GSS 病*	1976（昭 51）	プリオン蛋白遺伝子変異（常染色体劣性遺伝）
致死性家族性不眠症	1976（昭 51）	プリオン蛋白遺伝子の D178N 変異（常染色体劣性遺伝）
進行性多巣性白質脳症	1976（昭 51）	JC ウイルスが免疫不全状態で活性化
副腎酵素欠損症	1977（昭 52）	酵素先天異常によるステロイド産生異常
アジソン病	1977（昭 52）	X 染色体上の DAX-1 遺伝子異常（伴性劣性遺伝）**
偽性副甲状腺機能低下症	1976（昭 51）	腎近位尿細管の副甲状腺ホルモン不応症
ビタミン D 受容機構異常症	1976（昭 51）	ビタミン D 受容体欠損症
発作性夜間ヘモグロビン尿症	1972（昭 47）	血液幹細胞内で後天的に生じた PIG-A 遺伝子異常症
血栓性血小板減少性紫斑病	1973（昭 48）	von Willebrand 遺伝子切断酵素（ADAMTS-13）活性低下症
特発性血小板減少性紫斑病	1973（昭 48）	免疫異常による自己血小板破壊症
Fabry 病	1974（昭 49）	α ガラクトシダーゼ A 低下・欠損症
劇症肝炎	1972（昭 47）	A・B・C 型肝炎ウイルス感染，薬物性，自己免疫性など多様
表皮水疱症	1983（昭 58）	ケラチン，コラーゲンなど遺伝子異常症
天疱瘡	1983（昭 58）	表皮細胞間抗体とデスモグレイン抗原の棘融解反応症（自己免疫異常症）
スモン	1972（昭 47）	キノホルム中毒症

文献 38) より著者ら改編
* : Gerstmann-Strassler-Scheinker の略，** : 希に女性例あり

の標準調査法などをまとめている。

2) 政策決定への寄与

これまでみてきたように，過去の疾病対策では随所に疫学研究成果が生かされてきた。中でも健康日本 21 は，日本の疫学研究で得られた知見を系統的に取り入れ，10 年後の到達水準を数値で評価する画期的な健康政策である。

しかし，政策決定は純粋な科学ではなく，政治的判断が優先されることも多い。「健康日本 21」でも，第 7 章で紹介したようにたばこ対策に関連して成人喫煙率の数値目標が，最終的に設定されなかった経緯[39]があった。また，「健康日本 21」は市町村の保健計画策定の端緒となり，画像図示技術の発展もあって，地域診断として自治体内での疾病発生の地理情報[40)41)]

表8-3 最近のわが国の主な事故と災害（1994〜2007年）

年次（元号）	事例	内容
1994（平6）	松本サリン事件	宗教団による一般市民7人を死亡させたテロ
1995（平7）	阪神・淡路大震災	M7.3（震度7）の直下型地震：死者6,400人以上，負傷者4万人以上，避難30万人以上を記録
	地下鉄サリン事件	宗教団による組織的化学テロ：死者12人を含む約6,000人に傷害
1998（平10）	毒物カレー事件	和歌山市内の夏祭りで発生：急性ヒ素中毒で死者4人を含む67人が被害，事件後も心的外傷後ストレス障害続く
1999（平11）	JCO臨界事故	ウラン加工工場での人為事故：作業員2人死亡
2004（平16）	新潟県中越地震	M6.8（震度7）の直下型地震：死者68人を含む約5,000人が負傷
2005（平17）	JR福知山線脱線事故	運転士1人と乗客106人死亡
2006（平18）	ミサイル発射実験	北朝鮮が日本・日本海に向けて発射
2007（平19）	新潟県中越沖地震	M6.8（震度6強）の直下型地震：死者14人を含む約2,000人が負傷，柏崎原発も放射能漏れ事故に

なども扱われるようになった。

さらに，成人がん検診の評価（第7章表7-3で総覧）にも多くの疫学者が関与している。大島 明[42]は小児の神経芽細胞腫のスクリーニングに関して，マススクリーニング導入前に死亡率減少効果を評価せずに始められたこと，ドイツでの対照地域を設定したスクリーニングでは明らかな過剰診断とともに死亡率減少効果がないことが判明していることから，事業中止を提言した。本事業は2003（平成15）年に休止が決定された。

3）健康危機管理と疫学

●スギヒラタケ摂取と脳症

第6章に食中毒事例として紹介したが，2004（平成16）年秋には台風が多く高気温が続いたためか，他のキノコ収量が少なかった反面スギヒラタケ（コプリン群きのこ[43]）が豊作となり，これを摂取した者から高頻度に脳症，腎機能障害が発生した。

スギヒラタケ自体は，一般的な家庭食材として東日本で広く利用されてきたが，2004（平成16）年の多発についてはメカニズムは解明されていない。厚生労働省は同年11月に研究班を立ち上げ[44]，情報集約を行いスギヒラタケ摂取をしないよう注意を出した。原因不明であるが，脳症発症前に患者の89％がスギヒラタケを摂取していたための措置であった。

●災害と疫学

表8-3に1994（平成6）年以降の主な事故，災害を示す。従来からNBCテロ[*5]の可能性は指摘されているが，1994，1995年には早くも化学テロ[45)46)]が起きている。また，地震も阪神・淡路大震災以降，複数の直下型地震事例があり，将来的には南海地震，東南海地震の発生が予想されている。

これらの災害では，広域であるほどライフライン維持の重要性が繰り返し指摘されている。また，突発事後にはストレス障害が多発し，早期からの支援が重要であることも経験されてきた。多田羅ら[47]は阪神・淡路大震災の分析から，震災当日に死亡者の94％が，3日までに98％が集中していること，救急医療チームとは

[*5] NBCテロ：nuclear（核），biological（生物＝細菌など），chemical（化学）を兵器として使用するテロ。Bの例としては合衆国内で炭疽菌が郵送された。

別に保健活動チームを設定した地域訪問で相談活動が有用であったこと，他地域からの支援はそれぞれの県単位で一度集約した方が援助の無駄が少ないことなどを報告している。

これら事故，災害の初期段階では，現状把握と問題点の整理がその後の救援活動を左右するため，疫学者や疫学的資質を備えた行政担当者の関与が求められる[48]。また，続発する二次災害や食中毒などに対応した実地疫学調査も予想され，その立案，解析にも疫学者の存在は意味がある。苅尾ら[49]は，地震をきっかけに高齢者の血圧が上昇して心血管性疾患が続発したのを観察し，早期からの介入が続発症予防の可能性を持つと述べている。この臨床知見も，疫学的な解析によって明らかとなったものである。

4）疫学研究と倫理

本章の冒頭で述べたように，疫学研究における倫理は過去20年，とくに注目されてきた。医学研究では，人体実験を禁じた世界医師会によるヘルシンキ宣言（1964：昭和39年＝第18回総会で採択）があり，その後も修正，追加が行われ，ヒトゲノム・プロジェクトなどに対する意見を出してきた。疫学研究では，実験室内の動物を用いた研究と異なり野外での観察が重要な要件となり，既知の有害物質を投与するなどの介入研究は倫理的に実施できない。他方，精度の高い情報を得るためには，観察集団の全体像とともに個人を特定した記録の照合は，多くの疫学研究で避けられない研究プロセスとなる。中村[50]は疫学研究における住民基本台帳と戸籍制度の有用性を指摘している。

今後も，分子疫学などでとくに研究者の倫理遵守が期待されるが，メディアの報道がしばしば研究倫理について誤解を与えている実態もある。情報と開示[51]に関して，スギ花粉症をめぐる報道の例でも先述したが，疫学研究にとどまらず医療報道総体としても，日本に限らず多くの課題をかかえている。

5）国際貢献

日本の疫学研究知見を海外へ発信することは従来から行われているが，日本疫学会が英文誌を1991（平成3）年に刊行するようになってから，機会がより増加している。チェルノブイリ原発事故の際に信頼性の高い情報として原爆被爆者の追跡結果が活用された[52]ことはまだ記憶に新しいところである。

現在，複数の国際プロジェクトが進行しており，日本から多くの疫学研究者が関与している。2005（平成17）年に開催された第15回日本疫学会学術総会（学会長＝上島弘嗣・滋賀医科大学教授）ではシンポジウム「国際疫学共同研究の計画から実施まで」が企画された（表8-4）。

さらに，WHOのたばこ規制枠組み条約（FCTC；第7章脚注*5参照）の推進部門であるTobacco Free Initiativeには2005（平成17）年から望月友美子が部長として参画し，地球温暖化防止のための京都議定書（2005：平成17年発効）の根拠データは国立環境研究所などが将来予測をシミュレーションした。

6）次代の疫学者の育成

●疫学研修コース

1968（昭和43）年から毎年継続開催されているテン・デー・セミナー（第4章で紹介），1988（昭和63）年以降毎年実施されている日本循環器病予防セミナー（第6章で既述），1994（平成6）年以来4回開催された英国疫学公衆衛生コース（第6章で既述）などは，研修内容も充実し，研修生と講師が同宿することで生み出される人的ネットワークも評価が高い。また，日本疫学会でも学術総会時にテーマを決めたセミナーを行っており，毎回多くの受講者で賑わっている。多数の講師を複数日間必要と

表 8-4　国際疫学共同研究シンポジウム（第 15 回日本疫学会学術総会；2005 年）

演題	演者（所属）	概要
INTERMAP	中川秀昭（金沢医大・公衆衛生）	日中英米の 4 か国共同横断研究　17 センターで 4,680 人から情報収集，調査方法の標準化を追究
感染症予防	鈴木　宏（新潟大・国際感染医学）	JICA を介した技術移転，地理情報システムによる流行地図，住民参加の推進
原爆被爆者集団の追跡	児玉和紀（放影研・疫学）	Ni-Hon-San 研究など移民研究に特徴，合衆国とのがん研究では病理面も詳細に検討
民族疫学	田島和雄（愛知県がんセンター）	ATL の発症をめぐる日韓中共同研究の他，ブラジル，環太平洋での民族疫学を実施中

するコースは財政支援がなければ継続困難であり，有用性は明らかであるが長期に継続するためには，助成金の獲得などの条件もある。インターネットを利用した遠隔自習コースなどはこれらの条件にかない，今後も発展拡大が予想される。

● 国立保健医療科学院

　国立公衆衛生院に 40 年在職し，院長も務めた高石昌弘[53]は，その存在意義を「公衆衛生技術者の教育と公衆衛生に関する調査研究」が使命であると明快に述べている。また，1938（昭和 13）年の創立以来「公衆衛生行政に関わる研究と人材育成を行い，研修生が地域に戻ってからもそれぞれに人的ネットワークを活用している」点を指摘して，評価している。

　2002（平成 14）年に統合再編されて誕生した新生国立保健医療科学院（埼玉県和光市）に対しては，大学から独立した伝統を守り，現場における公衆衛生の総本山としての期待が高い[54]。医学医療に関する情報が大量に流通する現代，その情報の質は必ずしも高いものではなく，情報の公的な評価者としての院の重要性を指摘する意見もある。

　国立公衆衛生院が国立保健医療科学院に改称されても，疫学部は同じ名称で存続した。疫学部以外にも疫学研究者が多いことから，今後も疫学者の研究拠点としての期待は大きい。

● 大学医学部

　大学は国公立大学が独立行政法人となり，多くの疫学研究が行われる社会医学系の教室では統廃合が始まった。戦後 GHQ の指示で各大学に配置された公衆衛生学教室も，名称の変更や衛生学教室との統合が行われている[*6]。反面，臨床疫学の普及により，社会医学以外の研究者の参入は増加している。

● 放射線影響研究所

　1981（昭和 56）年に第 3 代理事長に就任した重松逸造は 16 年にわたり放影研における疫学研究の基礎を築いた。2005（平成 17）年には環境疫学の大久保利晃が産業医科大学（教授→副学長→学長）から第 6 代理事長として着任している。

　疫学研究は主に臨床研究部と疫学部で行われており，1985（昭和 60）年には国鉄中央保健管理所から細田　裕が臨床研究部長として招か

---

*6　教室の統合：例えば，旭川医大では公衆衛生学と衛生学を健康科学（2003 年）に，浜松医大では公衆衛生学と衛生学を健康社会医学（2005 年）にした。

れた。現在は第6代の藤原佐枝子（2004～）が着任している。疫学部は第4代の加藤寛夫（1985～1989），第5代の馬淵清彦（1989～2001）のあと，2002（平成14）年には児玉和紀（細田の後任の臨床研究部長→広島大学教授）が復帰し，また長崎研究所疫学部長には1999（平成11）年より陶山昭彦（前・鳥取大学医学部衛生学講師）が就任している。他の疫学研究機関と同様，若手研究者を安定的に得る努力が続けられている。

● 国立がんセンター

1985（昭和60）年に着任した第2代疫学部長の渡辺 昌の在任中に改組があり，1994（平成6）年よりがん情報研究部と予防研究部の2部門を中心に疫学研究が行われている。情報研究部は渡辺のあと山口直人，津金昌一郎と部長が交替し，現在は祖父江友孝が第4代部長（名称はがん情報・統計部）となった。予防研究部は情報研究部から異動した津金が現部長となり，JPHC研究（第7章で言及）などを主導している。

● 大阪府立成人病センター・大阪府立健康科学センター

主としてがん研究を行う調査部は，1996（平成8）年から大島 明が第4代部長（1996～2007）となり，疫学研究を推進した。大島[55)56)]は第7章で既述のように，日本禁煙推進医師歯科医師連盟会長としても，積極的にたばこ対策に発言している。

一方，循環器疾患の疫学研究を多数手がけた集団検診第一部は第2代部長の飯田 稔（1980～2000）のあと，大阪府立健康科学センターへ移行し，初代所長は嶋本 喬（2001～2007）が務め，現在は小西正光（前愛媛大学教授）が第3代所長となった。

● 愛知県がんセンター

疫学部は青木國雄，富永祐民のあと1990（平成2）年から第3代部長に田島和雄が着任し，民族疫学研究を手がけた。田島は2006（平成18）年から研究所長に昇任している。

● その他の主な疫学研究施設

国鉄中央保健管理所は，1987（昭和62）年に民営化し，JR東日本中央保健管理所と改称した。民営化後は信友浩一，冨田眞佐子らが疫学研究を行った。

東京都老人総合研究所では，柴田 博（疫学部長，地域保健部門長），鈴木隆雄（疫学部門長），新開省二（地域保健部門長）らが高齢化に関連した疫学研究を実施した。

結核研究所では，青木正和，森 亨らが疫学研究を行った。

4 疫学の未来

1）疫学の限界

近代疫学方法論確立者の一人であるKenneth J Rothman（合衆国）は，かつて「疫学の盛衰」（The rise and fall of epidemiology）[57)]を世に問うた。1981（昭和56）年時点ですでに疫学の限界を予想した論文であり，論議を呼んだ。IEAの学術誌であるInternational Journal of Epidemiologyでは，最近このテーマに関する誌上フォーラムを行い，Rothman[58)]自身，Neil Pearce[59)]（ニュージーランド＝次期IEA理事長），Michel P Coleman[60)]（英国）らが所見を述べている。このうちPearceは，疫学者の活躍の場は確保されているが，リスク因子検出の疫学黄金期（1950～1980）に活躍できなかった者は，低曝露の疫学研究をするほかなく，結果はしばしば相反するものになる現実を述べた。また，過去の論文をもとに意見交換し

て現状を確認することの意義を指摘し，今後の潮流を掴むためには歴史に学ぶ必要があることを強調した．

これとは別に，Gary Taubes（合衆国の科学記者）は「疫学は限界に直面している」（Epidemiology faces its limits.）として，疫学のリスク評価の不確実性を指摘した[61]．日本でも，富永[62]，前田[63]がこのTaubes論文を紹介し，新しいリスク因子検出の困難について意見を述べている．Taubes[64]はその後も「塩をめぐる（政治的）科学」（The (political) science of salt.）を公表するなど，疫学に対しては批判的な態度を保っている．

2）21世紀の疫学

田中平三ら[65]は，21世紀は予防の時代になると指摘し，ポピュレーション戦略の重要性と疫学の関与を強調した．疫学研究には個人情報の保護と並んで，住民基本台帳，人口動態統計，戸籍などへの利用緩和が必要であることを訴えた．

また，第77回日本衛生学会総会（学会長＝森本兼襄・大阪大学教授；第27回日本医学会総会の分科会として開催）における社会医学系4学会理事長（日本疫学会，公衆衛生学会，産業衛生学会，衛生学会）の討論の中で，疫学会理事長の児玉和紀[66]は「21世紀は予防の時代であり，疫学者，生物統計学者を育てる環境整備が重要である．老化予防研究（コホート研究による短命者と長命者の比較，循環器疾患基礎調査受検者集団の追跡など），疾病登録（地域がん登録でも34道府県市で行われているにとどまっている），個人識別能の改善（ハイリスク戦略では個人を特定した吟味も必要），疫学と基礎科学の相互作用（相互補完的な研究体制が重要）などを重点的に推進する必要がある」と述べた．

若手研究者[67]が立ち上げたメーリングリスト（第6章で紹介）では，活発な意見交換や研究企画のアイディアが出されている．ともすれば地域で孤立することもある疫学者の支えの一助となっているものである．若手の中には，疫学を志した時に日本に疫学専門資格がないため，自身のアイデンティティに不安を感じる場合もみられる．現在続けられている日本疫学会総会時の若手の会は，そのような不安解消にも有用である．

3）温故創新

著者の一人重松逸造は中国故事を転じて"温故創新"を提唱している．歴史に学んで，新しいパラダイムを開くということである．先に紹介したPearceの考えに一致している．

確かに，たばこのように明白で主要なリスク要因の寄与については，ほぼ解明されたといえる．しかし，実際のたばこ対策に関しては，前述したWHOのFCTCでも大目標が示されているだけで，日本国内や地域での活動には多くの課題がある．たばこ対策推進を政策決定も含めて土台から支えるのも疫学者の使命であり，行政，臨床医，医療関係者などをコーディネートすることが期待されている．

また，新たな課題として健康危機管理における疫学の活用も重要である．このためには，これまで以上に疫学の有用性を医学以外の分野へも普及することが求められる．

さらに，疫学への期待としては個人レベルの疾病予見（prediction）[68]がある．集団全体を予防することは今後も続くが，その中でだれがいちばんリスクが高いのか事前に分かれば，その後のライフスタイルもより効率的に変容することが可能となる．倫理的配慮と相反する点もあるため，その実現には慎重であるべきである．

疫学の基本は記述疫学であり，まずは個別事象の正確な観察が重要である．いかに分析疫学

手法が進歩しても，記述疫学の重要性は強調しすぎることはないと思われる．21世紀は，健康事象を記述した際の疫学的センスが問われる時代であると結論できよう．

5 おわりに

本書では，主題である"日本の医療"の変遷について直接に触れることが極めて少なかったことを十分自覚しているが，これはわが国における疫学発展過程の紹介に重点を置き過ぎたということでご了承いただければ幸いである．また，疫学解析の詳細な手法についてもほとんど言及していないが，それらは直接臨床家が援用する機会は少ないと判断したからであり，必要な向きには成書の参照をお願いしたい．

本書を通じて，疫学の有用性の一端をご理解賜り，実際の診療や研究の現場で活用していただければ，これにまさる喜びはない．

なお，本書の一部は，筆者の一人森岡が第17回日本疫学会総会（広島市＝2007年），第2回和歌山県相補・代替医療研究会（那智勝浦町＝2007年），第2回日本禁煙科学会（奈良市＝2007年）で発表した．

本書は，日本胸部臨床誌上で2007年9月（66巻9号）から2008年4月（67巻4号）まで8回に渡り連載した稿をもとに加筆したものである．雑誌連載に際しては，国内外から多くの諸兄姉のご助言，ご教示を頂戴した．以下にお名前を敬称略・順不同（所属は2008年10月末現在）で記し，深甚の謝意を捧げる次第である．

また，本書が世に出るについては，日本胸部臨床編集委員長・工藤翔二名誉教授のご配慮と，克誠堂編集部・栖原イズミさんの絶大なご支援を得た．厚くお礼申しあげたい．

Walter W Holland（Professor, London School of Economics, Health Division, UK）
Peter GJ Burney（Professor, Respiratory Epidemiology and Public Health Group , Imperial College London at St Mary's, UK）
青木國雄（名古屋大学名誉教授）
細田 裕（財・放射線影響研究所臨床研究部顧問）
折津 愈（日本赤十字社医療センター副院長）
柴田花華（オフィスあんふぁんす代表）
柏井昭良（自治医科大学名誉教授）
簑輪眞澄（前・国立保健医療科学院疫学部長）
大畑耕三（広島県医師会顧問）
児玉和紀（日本疫学会理事長）
池上達義（日赤和歌山医療センター呼吸器科医長）
東 冬彦（ひがし内科クリニック院長）
板倉聖宣（「模倣の時代」執筆者）
神田賢一（日本公衆衛生協会）
佐野雄二（徳島県保健福祉部次長）
川崎富作（NPO日本川崎病研究センター所長）
柳川 洋（前・埼玉県立大学長）
松田信治（和歌山県新宮保健所長）
簱野脩一（元・国立公衆衛生院疫学部長）
鷲尾昌一（聖マリア学院大学教授）
清原 裕（九州大学環境医学教授）
尾崎米厚（鳥取大学環境予防医学准教授）
藤田委由（島根大学公衆衛生学教授）
中村好一（自治医科大学公衆衛生学教授）
上原里程（自治医科大学公衆衛生学准教授）
渡邉 至（国立循環器病センター）
尾島俊之（浜松医科大学健康社会医学教授）
永井正規（埼玉医科大学公衆衛生学教授）
橋本 勉（日本医療伝導会総合病院衣笠病院長）
（故）佐々木直亮（弘前大学名誉教授）
佐藤 洋（東北大学環境保健医学教授）
坪野吉孝（東北大学法学研究科教授）
笹井康典（大阪府福祉保健部長）
多田羅浩三（放送大学教授）
笠置文善（財・放射線影響研究所疫学部部長代理）

西 信雄（財・放射線影響研究所疫学部室長）
寄宗昌彦（広島大学支援室原爆放射線医科学研究所）
水嶋春朔（横浜市立大学医学部社会予防医学教授）
大島 明（大阪府立成人病センター・がん相談支援センター所長）
嶋本 喬（大阪府立健康科学センター名誉所長）
祖父江友孝（国立がんセンター・がん情報・統計部長）
津金昌一郎（国立がんセンター・予防研究部長）
中山健夫（京都大学公衆衛生大学院教授）
冨田眞佐子（JR東日本健康推進センター部長）
岡山 明（財・結核予防会第一健康相談所総合健診センター所長）
上島弘嗣（滋賀医科大学福祉保健学教授）
小西正光（大阪府立健康科学センター所長）
吉池信男（青森県立保健大学健康科学部教授）
坂田清美（岩手医科大学衛生学公衆衛生学教授）
田島和雄（愛知県がんセンター研究所長）
小川 浩（中部大学心理学科教授）
中村美詠子（前・国立長寿医療センター研究所疫学研究部）
鈴木貞夫（名古屋市立大学・健康増進・予防医学講師）

寶珠山 務（産業医科大学環境疫学講師）
安村誠司（福島県立医科大学公衆衛生学教授）
吉田英世（東京都立老人総合研究所）
小笹晃太郎（京都府立医科大学脳・血管系老化研究センター准教授）
中瀬克己（岡山市保健所長）
宮下和久（和歌山県立医科大学衛生学教授）
竹下達也（和歌山県立医科大学公衆衛生学教授）
西尾信宏（和歌山県立医科大学公衆衛生学講師）
桑原優子（和歌山県立医科大学公衆衛生学）
鈴木啓之（和歌山県立医科大学小児科学准教授）
森 享（国立感染症研究所ハンセン病研究センター長）
黒沢美智子（順天堂大学医学部衛生学准教授）
吉村典子（東京大学関節疾患総合研究講座准教授）
市原 学（名古屋大学環境労働衛生学准教授）
今泉 勉（久留米大学心臓・血管内科教授）
星 旦二（首都大学東京・都市システム科学教授）
福井次矢（聖路加国際病院長）
原田正平（国立成育医療センター研究所成育医療政策科学研究室長）
岩室紳也（社・地域医療振興協会ヘルスプロモーション研究センター長）

文 献

■第1章■

1) Hippocrates. "Epidemics I" translated by Jones WHS, The Loeb Classical Library, Hippocrates Vol. 1. Boston : Harvard University Press, 1923 : 139-211.

2) Hippocrates. "On airs, waters, and places" translated and republished in Medical Classics 3. 1938 : 19-42.

3) Humphreys NA ed. Vital statistics - a memorial volume of selections from the reports and writings of William Farr, 1807-1883. London : The Sanitary Institute of Great Britain, 1885.

4) Panum PL. Observations made during the epidemic of measles on the Faroe Islands in the year 1846. reproduced in Delta Omega Society, Panum on measles. New York : American Public Health Association, 1940.

5) Snow J. On the mode of communication of cholera, 2nd ed., Churchill, London, 1855. reproduced in Snow on cholera. New York : Commonwealth Fund, 1936.

6) Budd W. Typhoid fever, its nature, mode of spreading, and prevention. London, 1874. reprinted by Delta Omega Society. New York : American Public Health Association, 1931.

7) Evans A. Benjamin Guy Babington : Founding President of the London Epidemiological Society. Int J Epidemiol 2001 : 30 : 226-30.

8) 野邊地慶三．疫學總論．古屋芳雄，編．公衆衛生学第4輯．大阪：日本臨床社，1951：3-9.

9) 緒方洪庵．病學通論・巻之三．京都（若山屋），江戸（須原屋・山城屋・岡田屋），大坂（秋田屋），1849：16-8.

10) 長與專齋．松香私志．日本医史学会，編，1902．東京：医歯薬出版，1958：28-30.

11) 重松逸造．20世紀の疫学を振り返って．公衆衛生研究 2000；49：354-62.

12) 新村拓，編．日本医療史．東京：吉川弘文館，2006

13) 二宮陸雄．痘瘡を絶滅したジェンナー．新編医学史探訪．東京：医歯薬出版，2006：110-1.

14) 二宮陸雄．天然痘に挑んだ先覚者たち．前掲書（文献13に同じ），2006：286-91.

15) 松木明知．本邦牛痘種痘法の鼻祖中川五郎次研究の歩み（上）―江戸時代から昭和時代後期まで―，（下）―平成時代―．日本医史学雑誌 2007；53：191-228，423-40.

16) 酒井シヅ．すらすら読める蘭学事始．東京：講談社，2004：3-8.

17) 森 林太郎．衛生都城の記1889．鴎外全集第29巻．東京：岩波書店，1944：306-22.

18) 松田 誠．高木兼寛小伝―高木兼寛のなかの少年藤四郎―．高木兼寛の医学Ⅱ．東京：東京慈恵会医科大学，1994：1-13.

19) 松田 誠．素描・高木兼寛．高木兼寛の医学．東京：東京慈恵会医科大学，1988：1-13.

20) 松田 誠．高木兼寛の脚気の研究と現代ビタミン学．前掲書（文献18に同じ），1988：15-76.

21) 松下敏夫：もう一人の近代衛生学の開拓者エドムンド・A・パークス：日本医事新報 2002；No. 4060：61-2.

22) Baron Takaki. On the preservation of health amongst the personnel of the Japanese Navy and Army. delivered at St Thomas's Hospital, London on May 7th 1906. Lecture I. Lancet 1, 1906 : 1369-74.

23) Baron Takaki. ibid., London on May 9th 1906. Lecture II. Lancet 1, 1906 : 1451-5.

24) Baron Takaki. ibid., London on May 11th 1906. Lecture III. Lancet 1, 1906 : 1520-3.

25) 森岡聖次．因果関係の考え方．小児科診療 1998；61：376-9.

26) Takaki K. On the cause and prevention of Kak'ke. Sei-I-Kwai Medical Journal 1885；3：29-37.

27) Buck C, Llopis A, Najera E, et al, eds. The challenge of epidemiology - issues and selected readings-. Washington, Pan American Health Organization, Scientific publication 505, 1989 : 75-9.

28) 南雲今朝雄，編．南極大陸に高木岬．慈大新聞．東京，東京慈恵会医科大学，1982：第326号（昭和57年1月25日発行）.

29) 松田 誠．高木兼寛小伝．高木兼寛の医学Ⅲ．東京：東京慈恵会医科大学，1999：1-10.

30) 松田 誠．高木兼寛とその批判者たち．前掲書（文献18に同じ），1988：131-68.

31) 松田 誠．脚気論争にみる高木兼寛と森鴎外の医学思想．前掲書（文献18に同じ），1994：151-68.

32) 松田 誠．脚気論争―日本最初の医学論争―．日内会誌 2002；91：125-8.

33) 石黒忠悳．脚氣研究の回顧．日本醫事新報

1924；No. 130・131（合併号）：28-9.
34) 松田 誠. 慈恵病院派出看護婦考. 前掲書（文献29に同じ）, 1999：68-94.
35) 松田 誠. 高木兼寛と基礎医学. 前掲書（文献18に同じ）, 1994：125-36.
36) 松田 誠. 高木兼寛の犬脚気の研究とこれに協力した海軍軍医たち. 前掲書（文献29に同じ）, 1999：238-55.
37) 緒方正清. 富山県奇病論. 東京：丸善株式会社書店, 1907.
38) 冨士川 游. 日本疾病史. 東京：吐風堂書店, 1912.
39) 大内 恒. 熱帯の生活事典. 東京：南方出版社, 1942：176-297.
40) 佐藤 正. 本邦農村に於ける結核の疫理学的考察. 結核 1929；7：1-28.
41) Brownlee J. An investigation into the epidemiology of phthisis in Great Britain and Ireland. London：Med Res Comm, 1918.
42) Frost WH. Epidemiology. in Nelson loose-leaf system, Preventive Medicine and Public Health, Vol II. New York：Thomas Nelson & Sons, 1928.
43) Winslow C-E A. Editorial：What is epidemiology? Am J Public Health 1948；38：352.
44) 福留 勇. 実験的鼠チフス流行病学の研究（其の一）. 細菌学雑誌 1936；482：221-5.
45) 栃内 寛. 実験疫学知見補遺（豚丹毒菌ニヨル廿日鼠間ノ実験的流行ニツイテ）. 東京医学会誌 1943；57：873-902.

第2章

1) 野村 茂. 北里柴三郎と緒方正規. 熊本市：熊本日日新聞社, 2003：66-111.
2) 小張一峰. 志賀潔と赤痢菌. 日内会誌 2002；91：2880-1.
3) 辻 守康. 感染症領域の100年-9. 寄生虫-. 日内会誌 2002；91：2868-71.
4) 森下 薫. 日本に於ける寄生虫学発達史. 森下薫, 小宮義孝, 松林久吉, 編：日本における寄生虫学の研究. 東京：目黒寄生虫館, 1961：1-29.
5) 横川 定, 森下 薫, 横川宗雄. 人体寄生虫学提要（16版）. 東京：杏林書院, 1978：272-418.
6) 江川義雄. 廣島縣醫人傳第1集. 廿日市市：江川産婦人科医院, 1986：42-3.
7) 横川 定, 森下 薫, 横川宗雄. 前掲書（文献5に同じ）. 160-271.
8) 小林 譲. 稲田龍吉と黄疸出血性レプトスピラ病—ワイル病—. 日内会誌 2002；91：2895-8.
9) 竹田美文. 感染症との闘い. からだの科学 1998；No. 200：58-61.
10) 須藤恒久. ツツガムシ病の病原体. 日内会誌 2002；91：2882-6.
11) 日本内科学会, 編. 感染症年表. 日内会誌 2002；91：2806-22.
12) 山崎修道, 井上 榮, 牛尾光宏, ほか, 編. 感染症予防必携（2版）. 東京：日本公衆衛生協会, 2005：384-8.
13) 石井俊雄. 獣医寄生虫学・寄生虫病学（1版）. 東京：講談社サイエンティフィック, 1998：183-232.
14) 森下 薫. 生きている日本住血吸虫研究史（上）（下）. 日本醫事新報 1962；No. 1988：53-6, No. 1989：56-63.
15) 森下 薫. 加賀大聖寺に於ける桂田博士—その生誕と晩年—. 日本醫事新報 1970；No. 2419：63-7.
16) 緒方規雄. 恙蟲病々原體の発見と其命名問題. 日本醫事新報 1935；No. 658：3-4.
17) 森下 薫. 恙虫病々原體の命名について. 日本醫事新報 1949；No. 1324：15-6.
18) 蒲原 宏. 越後恙虫病雑記. 日本醫事新報 1955；No. 1620：23-6.
19) 緒方規雄. ベルツと恙虫病. 日本医事新報 1960；No. 1872：41-2.
20) 蒲原 宏. 恙虫医・清水由斎とその一門. 日本醫事新報 1958；No. 1785：49-52.
21) 森下 薫. 幻の恙虫病を追って—最上川流れるほとり—. 日本医事新報 1978；No. 2815：59-62.
22) 大島福造. 林直助先生を偲ぶ. 日本醫事新報 1953；No. 1524：36-7.
23) 林 弘太郎. 林直助と恙虫病. 現代医学 2006；54：153-64.
24) 中瀬安清. 北里柴三郎と破傷風血清療法—血清療法の確立—. 日内会誌 2002；91：2876-9.
25) 高添一郎. 野口英世の業績. 日内会誌 2002；91：2887-90.
26) 稲田龍吉, 井戸 泰. ワイル氏病病原体一新種スピロヘタ発見概括報告. 東京医事新誌 1915；No. 1908：351-60.
27) 野邊地慶三. 疫学総論. 古屋芳雄, 編. 公衆衛生学第4輯. 大阪：日本臨床社, 1951：28-9.
28) Last JM, ed. A dictionary of epidemiology (4th ed). New York：Oxford University Press, 2001：66.（和訳として, 日本疫学会, 訳. 疫学辞典（3版）. 東京：日本公衆衛生協会,

2000：78-9.)
29) Holland WW. Foundations for health improvement : productive epidemiological public health research 1919-1998. London : TSO, 2002 : 8-12.（柳川 洋，児玉和紀，監訳．疫学公衆衛生研究の潮流—英米の20世紀—．東京：日本公衆衛生協会，2004：10-3. に和訳あり）
30) 重松逸造．20世紀の疫学を振り返って．公衆衛生研究 2000；49：354-62.
31) 重松逸造．日本結核病学会における結核研究の歩み—疫学—．結核 1975；50：375-7.
32) 細田 裕．語り継ぎたい日本の結核疫学 1920-1950年代．日本疫学会ニュースレター 2005；No. 26：1-2.
33) 野邊地慶三，柳澤 謙，益子義教，ほか．ツベルクリン反応検査方法に就て（第1報）．厚生科学 1940；1：16-37.
34) 野邊地慶三，柳澤 謙，染谷四郎，ほか．ツベルクリン反応検査方法に就て（第2報）．厚生科学 1941；2：41-61.
35) 野邊地慶三，柳澤 謙，染谷四郎，ほか．農村結核の疫学的研究—埼玉県富岡村に於ける調査成績—（第1報）．厚生科学 1942；3：69-85.
36) 棟方 充．結核初感染発病論．日内会誌 2002；91：1708-12.
37) 岩崎龍郎．明治20年代以降の我が国の結核予防，診断，治療の諸問題に関する史的展望（その1・2）．結核 1982；57：357-62, 399-407.
38) 千葉保之，所沢政夫．結核初感染の臨床的研究—結核症の発生機序—．東京：保健同人社，1948.
39) 千葉保之，全田一郎，石井 敬，ほか．国鉄における化学予防．交通医学 1961；15：126-43.
40) 重松逸造．日本の疫学と今後の課題．日医会誌 1988；99：717-21.
41) 石原 修．勞働衛生．東京：杉山書店，1923：246-98.
42) 岡部信彦．インフルエンザ．日内会誌 2002；91：2845-9.
43) 野邊地慶三．前掲書（文献27に同じ）．75-93.
44) 森 享．日本の結核流行と対策の100年．日内会誌 2002；91：129-32.
45) 森 享．結核．斎藤 厚，那須 勝，江崎孝行，編．標準感染症学（2版）．東京：医学書院，2004：262-73.
46) 島尾忠男．結核の今昔（1）—日本の近代化とともに結核が増加，主な被害者は若い女性—．日胸 2006；65：56-68.
47) 島尾忠男．結核の今昔（3）—第2次大戦の影響と結核対策の成果—．日胸 2006；65：261-72.
48) 倉恒匡徳．職業がんの疫学的研究に関する私見．倉恒匡徳，編．職業がん—疫学的アプローチ—．東京：篠原出版，1984：1-9.
49) 青木國雄．癌疫学研究の黎明期と最近の50年．癌の臨床 2004；50：591-8.
50) 塚越 茂．癌研究100年の変遷．日内会誌 2002；91：133-7.
51) 清水 亮．市川厚一博士を訪ねて（上）（下）．日本医事新報 1966；No. 2226：20-9, No. 2227：45-6.
52) 小高 健．世界初の人工発癌に成功した山極勝三郎．東京：学会出版センター，2006.
53) 近松寅三．煙草やにニ因ル人工癌発生ノ研究．臨床病理血液学雑誌 1932；1：1-61.
54) 立松正衞．近松寅三論文の評価．現代医学 2007；55：347-54.
55) 黒田 静，川畑是辰．特殊産業に頻発せる原発性肺臓癌に就て．日本醫事新報 1936；No. 727：6-8.
56) 吉田 修，宮川美栄子，藤田 潤，ほか．膀胱がんの原因．前掲書（文献48に同じ）．33-67.
57) 藤浪 鑑．我が国における悪性腫瘍の地理病理学補遺．日病会誌 1929；19：759-63.
58) 林 直助．悪性腫瘍の地理的統計—中部日本8か県総合成績報告—．日病会誌 1935；25：742-3.
59) 山口武典．脳卒中．日内会誌 2002；91：2329-38.
60) 西野忠次郎．脳溢血に就て．日本醫事新報 1931；No. 463：3-4.
61) 西野忠次郎．舊講自省（35）—脳溢血性卒中の豫後—．日本醫事新報 1949；No. 1289：7-9.
62) 上松瀬勝男，高橋敦彦．心筋梗塞．日内会誌 2002；91：874-9.
63) 猿田享男．高血圧．日内会誌 2002；91：937-41.
64) 小林義雄．海軍脚氣と航海食の研究．日本醫事新報 1928；No. 293：3-4.
65) 板倉聖宣．脚気の歴史—資料・文献年表—．西尾市：つばさ書房，1988：155-8.
66) 杉山章子．人びとの暮らしと病の諸相．新村 拓，編．日本医療史．東京：吉川弘文館，2006：239-48.
67) 松田 誠．生化学史における高木兼寛の位置．松田誠，編．高木兼寛の医学Ⅱ．東京：東京慈恵会医科大学，1994：169-213.
68) 森岡聖次．ビタミンと健康．英国ニューズダイジェスト 1997；No. 571：14.
69) 高田亮平，桂 英輔，編．ビタミン研究50年．東京：慶應大学病院食養研究所，1961.

70）勝沼恒彦，津田道雄．ビタミンの話．東京：東海大学出版会，1984．
71）Aoki K. Short history of epidemiology for non-infectious diseases in Japan. Part1 : selected diseases and related episodes from 1880 through 1944. J Epidemiol 2007 ; 17 : 1-18.
72）高橋 昭．首下がり― Gerlier 病，kubisagari, dropped head syndrome ―．神経内科 1999；51：1-12．
73）箕輪眞澄．疫学部．長田泰公，高石昌弘，鈴木 健，ほか，編．国立公衆衛生院創立 50 周年記念誌．東京：公衆衛生振興会，1988：114-9．
74）細田 裕，前田 裕．国鉄中央保健管理所．呼吸器病学 100 年史．東京：日本呼吸器学会，2003：272-3．
75）日本内科学会，編．内科学と日本内科学会― 100 年のあゆみ年表．日内会誌 2002；91：1-101．
76）重松逸造．日本公衆衛生学会を回顧する．日本公衛誌 1991；38（10 特別附録・抄録集Ⅰ）：s39-41．

▌■第3章■▌

1）Holland WW. Foundations for health improvement : productive epidemiological public health research 1919-1998. London :TSO, 2002：39-101．（柳川 洋，児玉 和紀，監訳．疫学公衆衛生研究の潮流―英米の 20 世紀―．東京：日本公衆衛生協会，2004：33-80．に相当）
2）豊川行平，羽生順一，訳．流行病の発生と終熄―疫学―．東京：創元社，1945．（Kollier AW：Die Seuchen. 1930 の訳本）
3）江川義雄．廣島縣醫人傳第 3 集．廿日市市：江川産婦人科医院，2002：62-4．
4）辻 守康．感染症領域の 100 年 -9．寄生虫 -．日内会誌 2002；91：2868-71．
5）加茂 甫．裂頭条虫の同定のためのハンドブック．東京：現代企画，1999．
6）竹田美文．藤野恒三郎による腸炎ビブリオの発見．日内会誌 2002；91：2903-6．
7）竹田美文．感染症との闘い．からだの科学 1998；200：58-61．
8）日本内科学会，編．感染症年表．日内会誌 2002；91：2806-22．
9）山崎修道，井上 榮，牛尾光宏，ほか，編．感染症予防必携（2 版）．東京：日本公衆衛生協会，2005：170-86．
10）島尾忠男．結核の今昔（第 3 回）―結核流行の第 4 期：第 2 次大戦の影響と結核対策の成果―．日胸 2006；65：261-72．
11）福島 絢，松浦哲夫，西 三郎，ほか，編．国民衛生の動向 昭和 41 年．厚生の指標 1966；3（11）：24-38．
12）島尾忠男．結核の今昔（第 1 回）―日本の近代化とともに結核が増加，主な被害者は若い女性―．日胸 2006；65：56-68．
13）島尾忠男．結核と歩んで 50 年（1 版）．東京：財団法人結核予防会，2003：69-80．
14）島尾忠男．結核の今昔（第 4 回）―結核流行の第 5 期（1）結核減少の停滞，再増加―．日胸 2006；65：363-74．
15）番場伸一，児玉 威．泉熱の疫學．日本醫事新報 1952；No. 1481：11-4．
16）倉持恭一，植木恒道，加茂智栄，ほか．三重県浜島町に発生した急性腸炎について―その 1 疫学―．日本公衞誌 1955；2（2 増刊）：s392-3．
17）上阪武雄，吉川秀夫，古御門民夫，ほか．三重県浜島町に発生した急性腸炎について―その 2 病源―．日本公衞誌 1955；2（2 増刊）：s393-7．
18）清水 明，小林 収，森重静夫．三重県浜島町に発生した急性腸炎について―その 3 臨床―．日本公衞誌 1955；2（2 増刊）：s397-8．
19）重松逸造．20 世紀の疫学を振り返って．公衆衛生研究 2000；49：354-62．
20）福見秀雄．急性伝染病の回顧と展望．公衆衛生 1986；50：27-9．
21）福見秀雄，染谷四郎，重松逸造，ほか．野邊地慶三先生を偲びコレラを語る．日本医事新報 1979；No. 2882：43-53．
22）首尾木一，三井速雄，藤田恒雄，ほか，編．厚生省 50 年史．東京：厚生問題研究会，1988：698-704．
23）堀 道紀，和田秀雄，増住正明，ほか．神戸市に発生した集團赤痢について．日本醫事新報 1952；No. 1488：12-6．
24）玉木絹熙，編．昭和 27 年 3 月 中日本工業（現新三菱）重工業株式会社神戸造船所赤痢集團発生記録．神戸市：兵庫県衛生部，1953．
25）山本俊一．疫学各論（1 版）．東京：文光堂，1970：18-9．
26）須藤恒久，日沼頼夫，吉沢浩司，ほか．1957 年尾花沢肝炎の回顧的研究．日本医事新報 1979；No. 2888：45-9．
27）二至村 菁．エキリ物語．東京：中央公論社，

1996.
28) 般若和弘, 今本清司, 田中雄介, ほか. 猿島肝炎の疫学的研究. 日本公衛誌 1967；14：387.
29) 柚木斉, 今本清司, 般若和弘, ほか. 猿島肝炎の疫学的研究（第Ⅱ報）. 日本公衛誌 1968；15：351.
30) 若山葉子, 田口真, 柚木斉. 猿島肝炎の長期追跡研究. 日本公衛誌 1989；36：764-72.
31) 内山圭梧. チフス及び赤痢, 疫痢について. 日本醫事新報 1937；No. 783：3-5.
32) 泉仙助. 疫痢. 内村祐之, 編. 第15回日本医学会総会記録. 東京：第15回日本医学会総会, 1959：640-7.
33) 土屋與之, 上原すず子. 疫痢の病因をめぐって. 日本医事新報 1997；No. 3831：37-40.
34) Reye RDK, Morgan G, Baral J. Encephalopathy and fatty degeneration of the viscera : a disease entity in childhood. Lancet 1963；2：749-52.
35) 諏訪紀夫. 疫痢の病理解剖. 日本臨床 1948；6：573-7.（病理写真は同誌の7（1）巻頭, 1949. に収載）
36) 諏訪紀夫. 疫痢の病理解剖補遺. 日本傳染病学會雑誌 1954；27：395-412.
37) 重松逸造. ツベルクリン反応陰性転化に関する研究（第1〜3報）. 結核 1951；26：340-54, 393-8, 621-6.
38) 染谷四郎, 重松逸造, 川村達, ほか. 農村結核の疫学的研究—昭和22年10月埼玉県高坂村における調査—1. 日本公衛誌 1948；4：269-79.
39) 重松逸造. 結核変遷の疫学的考察. 結核 1966；41：411-26.
40) 岩崎龍郎, 重松逸造. 肺結核症の病型分類（胸部レ線写真読影講座第10集）. 東京：金原出版, 1953.
41) 岡治道, 重松逸造. X線写真の読み方（その1〜19）. 日本臨床 1949；7（6〜12）, 1950；8（1〜12）：（各巻頭4ページ写真解説）.
42) 青木國雄. 癌疫学研究の黎明期と最近の50年. 癌の臨床 2004；50：591-8.
43) 板井悠二. 消化器領域の100年—画像診断—. 日内会誌 2002；91：526-9.
44) 入江英雄, 門田弘. 集團レントゲン間接撮影による胃癌の早期発見. 日本醫事新報 1953；No. 1513：5-7.
45) 入江英雄, 古賀英也, 村上晃一, ほか. 胃間接撮影に関する研究—35mm判と6×6判との比較—. 日本医学放射線学会誌 1961；20：2663-6.
46) 市川平三郎. 間接X線撮影によるスクリーニング. 胃と腸 1971；6：690-8.
47) 市川平三郎. 胃がん集団検診の現状と問題点. 日本公衛誌 1976；23：3-8.
48) 小林昭二, 大蔵秀夫, 五十嵐衞, ほか. がん対策. 加倉井駿一, 菊地浩, 辻林嘉平, ほか, 編. 国民衛生の動向 昭和46年特集号. 厚生の指標 1971；18（12）：101-3.
49) Holland WW. ibid. 2002：70-101.（柳川洋, 児玉和紀, 監訳. 前掲書（文献1に同じ）. 2004：56-80.）
50) Segi M, Fukushima I, Fujisaku S, et al. An epidemiological study on cancer in Japan. GANN 1957；48（Suppl）：s1-63.
51) Waterhouse J, Muir C, Shanmugaratnam K, et al. eds. Cancer incidence in five continents volume Ⅳ（IARC scientific publication No. 42）. Lyon：IARC, 1982.
52) Aoki K, Kurihara M, Hayakawa N, et al. eds. Death rates for malignant neoplasms for selected sites by sex and five-year age group in 33 countries 1953-57 to 1983-1987. Nagoya：UICC, 1992.
53) 藤本伊三郎：わが国における地域がん登録のあゆみ. 藤本伊三郎, 大島明, 編. がん登録と臨床疫学（1版）. 東京：篠原出版, 1981：1-18.
54) 平山雄：予防ガン学（1版）. 東京：メディサイエンス社, 1987：57-95.
55) 重松逸造：日本の疫学と今日の課題. 日医会誌 1988；99：717-21.
56) 嶋本喬, 磯博康, 小西正光. 脳卒中. 柳川洋, 田中平三, 稲葉裕, ほか, 編. 疫学ハンドブック—重要疾患の疫学と予防—（1版）. 東京：南江堂, 1998：84-93.
57) 佐々木直亮. 日循協30年前夜の人々. 日循協誌 1995；30：141-7.
58) 大谷佐重郎. 日本衛生学会史. 東京：日本衛生学会, 1967：375-7.
59) 五島雄一郎. 脂質代謝動脈硬化にとっての20世紀. からだの科学 1998；No. 200：52-7.
60) 佐々木直亮. 疫学面よりみた高血圧. 最新医学 1967；22：1142-9.
61) 佐々木直亮. 高血圧における食塩因子. 日本医事新報 1970；No. 2426：30-1.
62) 佐々木直亮. 衛生の旅 Part 3. 弘前市：自費出版, 1987：124-9.
63) 福田篤郎. 脳卒中頻度の地方差と食習慣—食塩過剰摂取説の批判—. 診療 1960；13：1476-83.
64) 福田篤郎. 日本医事新報社の依頼に答えて.

65) 佐々木直亮．脳卒中頻度の地方差と食習慣―食塩過剰摂取説の批判（福田）の批判―．日本医事新報 1961；No. 1955：10-2.
66) 田中平三，嶋本 喬，磯 博康．循環器疾患序論．前掲書（文献 56 に同じ）．1998：82-3.
67) 戸嶋裕德．世界 7 カ国共同研究からの教訓．尾前照雄，藤島正敏，上田一雄，編．循環器病予防の戦略―久山町研究 30 周年記念講演集―．福岡市：大道学館出版部，1993：15-31.
68) Toshima H. Studies in rural Japan. Kromhout D, Menotti A, Blackburn H, eds. The seven countries study. Utrecht : Brouwer Offset, 1994 : 141-50.
69) 上田一雄．久山町研究の 30 年間の流れと循環器病の変遷．前掲書（文献 67 に同じ）．1993：81-98.
70) 小町喜男，嶋本 喬．秋田県井川町の 25 年間における循環器疾患の疫学的研究と管理の歴史的意義．日循協誌 1988；23：72-8.
71) 森沢 康．日循協の軌跡とベクトル．日循協誌 1991；25：214-8.
72) 鈴木土身，斎藤喜也．健康を守る活動のルーツ長野県八千穂村．宮原伸二，監修．住民が見た全国の健康づくり運動．象潟町：上郷健康センター，1981：1-24.
73) 若月俊一．農村医療 50 年．日循協誌 1997；31：238-44.
74) 赤木洋勝．有機水銀汚染―水俣湾のその後と海外の実状―．病態生理 1995；14：597-604.
75) 長澤太郎，長澤三郎，川田行雄，ほか．富山縣神通川流域農村に多発するロイマチス性疾患に就て．十全會誌 1947；50：232-6.
76) 野見山一生，野見山紘子．富山県神通川流域カドミウム中毒の波紋．病態生理 1995；14：605-11.
77) 重松逸造．疫学とはなにか．東京：講談社，1977：71-86.
78) 香川 順，渡辺喜代子．公害喘息と最近の大気汚染．病態生理 1995；14：612-8.
79) 日本内科学会，編．内科学と日本内科学会―100 年のあゆみ年表―．日内会誌 2002；91：1-101.
80) 山口百子．サルコイドーシス．前掲書（文献 56 に同じ）．1998：265-7.
81) 重松逸造．日本におけるサルコイドーシス研究の回顧．サルコイドーシス／肉芽腫性疾患 2003；23：3-10.
82) 千葉保之，三上理一郎，細田 裕，ほか．わが国におけるサルコイドーシス―厚生省特定疾患調査研究班 20 年の歩み―．日本医事新報 1992；No. 3534：26-34.
83) 野邊地慶三．疫學総論．古屋 芳雄，編．公衆衛生学第 4 輯．大阪：日本臨床社，1951.
84) 重松逸造，小町喜男，青木國雄，ほか．日本公衆衛生学会総会 60 回記念座談会第 1 回．多田羅 浩三，編．日本公衆衛生学会総会 60 回記念座談会．東京：日本公衆衛生学会，2003：3-14.
85) 西川滇八．日本衛生学会五十年史．京都：日本衛生学会，1984：429-533.
86) 島尾忠男．前掲書（文献 13 に同じ）．2003：127-62.
87) 栗原忠雄．岡先生国鉄入りその前後の 50 年―日本の結核対策の創立と結実―．島尾忠男，編．岡 治道先生記念文集．東京：結核予防会結核研究所，1980：182-3.
88) 野村和弘，丸山圭一，大江裕一郎，ほか，編．国立がんセンター 40 周年記念誌．東京：国立がんセンター，2002：286-90.
89) 藤本伊三郎，大島 明．大阪府立成人病センター調査部と関連部門とのあゆみ．多田羅浩三，編．大阪大学医学部公衆衛生学教室創立 50 周年記念同窓会誌．吹田市：大阪大学医学部公衆衛生学教室，1999：28-31.
90) 有岡二郎．悲願だった国民皆保険．日本医事新報 1995；No. 3710：95-7.
91) 有岡二郎．武見太郎の登場．日本医事新報 1995；No. 3712：95-7.
92) 有岡二郎．一斉休診で「けんか太郎」の呼称が定着．日本医事新報 1995；No. 3734：95-7.
93) 有岡二郎．総辞退収拾と四項目合意．日本医事新報 1995；No. 3738：79-81.

第4章

1) Doll R, Hill AB. Mortality in relation to smoking - ten years' observations of British doctors. Br Med J 1965 ; 1 (5395) : 1399-410.
2) Holland WW. Foundations for health improvement : productive epidemiological public health research 1919-1998. London : TSO, 2002：39-101.（柳川 洋，児玉 和紀，監訳．疫学公衆衛生研究の潮流―英米の 20 世紀―．東京：日本公衆衛生協会，2004：33-80. に和訳あり）
3) Morris JN, Kagan A, Pattison DC, et al. Incidence and prediction of ischaemic heart

disease in London busmen. Lancet 1966 ; 2 (7463) : 553-9.
4) Newhouse ML, Thompson H. Mesothelioma of pleura and peritoneum following exposure to asbestos in the London area. Br J Indust Med 1965 ; 22 : 261-9.
5) Dawber TR, Kannel WB, Lyell LP. An approach to longitudinal studies in a community : the Framingham study. Ann NY Acad Sci 1963 ; 107 : 539-56.
6) Berkman LF, Syme SL. Social networks, host resistance and mortality : a nine-year follow-up study of Alameda County residents. Am J Epidemiol 1979 ; 109 : 186-204.
7) 島田 馨，蟻田 功，大谷 明，ほか．感染症分野の20世紀を振り返り21世紀を展望する．日内会誌 2002；91：2090-3009．
8) 野邊地慶三．疫學總論．古屋芳雄，編．公衆衛生學第4輯．大阪：日本臨床社，1951．
9) 金光正次，岡田 博，甲野礼作，ほか．疫学とその応用（2版）．東京：南山堂，1968．
10) 土屋健三郎，編．疫学入門（3版）．東京：医学書院，1997．
11) 山本俊一．疫学総論（1版）．東京：文光堂，1970．
12) 山本俊一．疫学各論（1版）．東京：文光堂，1970．
13) 重松逸造．健康の疫学．前掲書（文献9に同じ）．1968：246-70．
14) 重松逸造．日本の疫学と今日の課題．日医会誌 1988；99：717-21．
15) 重松逸造，編．疫学―臨床家のための方法論―（1版）．東京：講談社，1978．
16) 重松逸造，編．新しい疫学の方法論（1版）．東京：ソフトサイエンス社，1979．
17) 岡田 博．現代の疫学―国民健康のために―（1版）．東京：剄草書房，1981．
18) 勝沼晴雄，田中恒男，編．プライマリ・ケアのための疫学（1版）．東京：杏林書院，1984．
19) 田中平三．疫学入門演習―原理と方法―（1版）．東京：南山堂，1984．
20) 柳川 洋，編．疫学マニュアル（1版）．東京：南山堂，1985．
21) 西川滇八．日本衛生学会五十年史．京都：日本衛生学会，1984．
22) 上田 厚．日本衛生学会総会の記録―第51回～第75回―．日衛誌 2006；61（Suppl）：s7-10．
23) 稲葉 裕，編．日本衛生学会年表―1902～2005年―．日衛誌 2006；61（Suppl）：s103-11．
24) 松下正明，福内靖男，神津忠彦，ほか，編．日本医学会総会百年のあゆみ．東京：第25回日本医学会総会，1999：201-9．
25) 重松逸造．方法論としての疫学．東京：第20回日本医学会総会会誌 1979：55-9．
26) 清原千香子，編．廣畑富雄教授退官記念業績集．福岡市：九州大学公衆衛生学教室，1995．
27) MacMahon B, Pugh TF. Epidemiology - principles and methods- (1st ed). Boston : Little, Brown & Company, 1970.
28) 廣畑富雄，額田 粲，金子義徳，訳．疫学―原理と方法―（1版）．東京：丸善，1972．
29) Stamler J. The Ten-day international teaching seminars on cardiovascular epidemiology and prevention -distinguished services-. 日循予防誌 2001；36：97．
30) Khaw KT. The World Heart Federation ten day international teaching seminar -current state-. 日循予防誌 2001；36：99．
31) 島尾忠男．結核と歩んで50年．東京：財団法人結核予防会，2003：69-80．
32) 島尾忠男．結核の今昔（第3回）―結核流行の第4期：第2次世界大戦の影響と結核対策の成果―．日胸 2006；65：261-72．
33) 島尾忠男．結核の今昔（第4回）―結核流行の第5期（1）結核減少の停滞，再増加―．日胸 2006；65：363-74．
34) 日本内科学会，編．感染症年表．日内会誌 2002；91：2805-22．
35) 谷原真一，柳川 洋．感染症総論．柳川 洋，田中平三，稲葉 裕，ほか，編．疫学ハンドブック―重要疾患の疫学と予防―（1版）．東京：南江堂，1998：218-22．
36) 福島 絢，松浦哲夫，西 三郎，ほか，編．国民衛生の動向昭和41年．厚生の指標 1966；13（11）：24-38．
37) 重松逸造．疫学とはなにか．東京：講談社，1977：195-222．
38) 福見秀雄．有田市におけるコレラの流行―その疫学行政と反省―．日本医事新報 1977；No. 2782：14-9．
39) 和歌山県衛生部，編．有田市を中心として発生したコレラ誌．和歌山市：和歌山県衛生部，1978．
40) 岩田弘敏．有田市におけるコレラ防疫秘話．和歌山市：和歌山県立医科大学公衆衛生学教室，1984．
41) 楠井賢造．コレラの経験―城南病院収容12例の臨床的観察―．日本医事新報 1977；No. 2782：23-8．
42) 安原美王麿．コレラ騒ぎに想う．日本医事新報 1977；No. 2775：93-4．

43) 福見秀雄．池之端文化センターのコレラ事件に思う．日本医事新報 1979；No. 2866：12-8.

44) 杉田博宣．非結核性抗酸菌症総論．小山 明，編．非結核性抗酸菌症（2 版）．東京：財団法人結核予防会，1998：16-32.

45) 岡田 博，河盛勇造，重松逸造，ほか．本邦における非定型抗酸菌症の疫学的研究．日本医事新報 1960：No. 1909：14-24.

46) 松島敏春．非結核性抗酸菌症．日内会誌 2002；91：2965-9.

47) 加藤達夫．ワクチン．日内会誌 2002；91：2841-4.

48) 辻 守康．寄生虫．日内会誌 2002；91：2868-71.

49) 川崎富作．指趾の特異的落屑を伴う小児の急性熱性皮膚粘膜淋巴腺症候群―自験例 50 例の臨床的観察―．アレルギー 1967；16：178-222.

50) 中村好一．川崎病．前掲書（文献 35 に同じ）．1998：334-7.

51) Gottlieb MS, Schroff R, Schanker HM, et al. Pneumocystis carinii pneumonia and mucosal candidiasis in previously healthy homosexual men, evidence of a new acquired immunodeficiency. New Engl J Med 1981；305：1425-31.

52) 曽田研二．エイズ．前掲書（文献 35 に同じ）．1998：223-7.

53) 富永祐民．がんの記述疫学．前掲書（文献 35 に同じ）．1998：2-8.

54) 久道 茂．公衆衛生の責任（1 版）．仙台市：東北大学出版会，2000：9-14.

55) 厚生省保健医療局老人保健部老人保健課，監修．老人保健法による健康診査マニュアル（1版）．東京：日本公衆衛生協会，1987.

56) 平山 雄．予防ガン学（1 版）．東京：メディサイエンス社，1987：57-95.

57) Hirayama T. Non-smoking wives of heavy smokers have a higher risk of lung cancer- a study from Japan-. Br Med J 1981；282：183-5.

58) 田島和雄，編．愛知県がんセンター疫学・予防部の歩み．名古屋：愛知県がんセンター研究所疫学・予防部，2005：1-2.

59) 青木國雄．1960 年代の症例対照研究の考え方と大腸癌の日米共同研究，食道癌研究のエピソード．前掲書（文献 58 に同じ）．2005：3-7.

60) 藤本伊三郎．わが国における地域がん登録のあゆみ．藤本伊三郎，大島 明，編．がん登録と臨床疫学（1 版）．東京：篠原出版，1981：1-18.

61) 原 一郎．職業がん予防の問題点．鈴木武夫，編．日本の職業癌（1 版）．東京：篠原出版，1987：11-29.

62) Wada S, Miyanishi M, Nishimoto Y, et al. Mustard gas as a cause of respiratory neoplasia in man. Lancet 1968；1 (7553)：1161-3.

63) 河野修興，粟屋幸一．毒ガスと肺癌．日内会誌 2002；91：1660-2.

64) 田中平三，嶋本 喬，磯 博康．循環器疾患序論．前掲書（文献 35 に同じ）．1998：82-3.

65) Rivett G. From cradle to grave -fifty years of the NHS- (1st ed). London : King's Fund Publishing, 1997：217-9.

66) Olansky I. Sir Godfrey N Hounsfield. Lancet 2004；364：1032.

67) 嶋本 喬，磯 博康，小西正光．脳卒中．前掲書（文献 35 に同じ）．1998：84-93.

68) Hatano S, Shigematsu I, Strasser T, ed. Hypertension and stroke control in the community. Geneva : World Health Organizaion, 1976.

69) 児玉和紀，笠置文善．虚血性心疾患．前掲書（文献 35 に同じ）．1998：94-103.

70) 堀部 博，山田琢之．欧米諸国における循環器疾患の代表的研究．前掲書（文献 35 に同じ）．1998：203-8.

71) 澤井廣量．日循協における研究成果．日循予防誌 2001；36：42-9.

72) 坂田清美．循環器疾患基礎調査．前掲書（文献 35 に同じ）．1998：198-202.

73) 加藤寛夫．日本人と日系米人の脳卒中ならびに虚血性心疾患．日循協誌 1983；17：261-6.

74) Worth RM, Kato H, Rhoads GG, et al. Epidemiologic studies of coronary heart disease and stroke in Japanese men living in Japan, Hawaii and California. Am J Epidemiol 1975；102：481-90.

75) 児玉和紀，笠置文善．広島・長崎における研究．前掲書（文献 35 に同じ）．1998：189-91.

76) 戸嶋裕徳．世界 7 カ国共同研究からの教訓．尾前照雄，藤島正敏，上田一雄，編．循環器病予防の戦略―久山町研究 30 周年記念講演集―．福岡市：大道学館出版部，1993：15-31.

77) 磯村孝二．八千穂村における研究．前掲書（文献 35 に同じ）．1998：195-6.

78) 上田一雄．久山町研究の 30 年間の流れと循環器病の変遷．前掲書（文献 76 に同じ）．1993：81-98.

79) 上田一雄．久山町研究．前掲書（文献 35 に同じ）．1998：186-9.

80) 小早川 新．自分の健康は自分で守るもの―久

80) 山町健康行政からの提言—. 前掲書（文献76に同じ）. 1993：32-43.
81) 尾前照雄. 疫学と臨床. 日本疫学会ニュースレター, 2002；No. 20.（電子版）
82) 飯田 稔. 研究の軌跡. 嶋本 喬, 小澤秀樹, 飯田 稔, ほか, 編. 小町喜男教授退官記念業績集. つくば市：筑波大学地域医療学研究室, 1991：13-20.
83) Konishi M, Ozawa H, Iida M, et al. Epidemiological studies of cerebro- and cardiovascular diseases in the Northeast Japan – Part 1 pathological approach to the study of stroke in Akita Prefecture–. Jpn Circ J 1976；40：723-38.
84) 小町喜男, 嶋本 喬. 秋田県井川町の25年間における循環器疾患の疫学的研究と管理の歴史的意義. 日循協誌 1988：23：72-8.
85) 小町喜男. 地域・職域別にみた循環器病の特徴と予防対策. 前掲書（文献76に同じ）. 1993：68-80.
86) 嶋本 喬, 飯田 稔, 編著. 地域における循環器疾患の疫学研究と予防対策の発展. 東京：日本公衆衛生協会, 2007.
87) 田中平三. 新潟県新発田市における脳卒中の疫学と予防. 日循協誌 1996；31：59-65.
88) 田中平三, 伊達ちぐさ. 新潟県新発田市赤谷, 五十公野地区における研究. 前掲書（文献35に同じ）. 1998：192-5.
89) 飯村 攻. 循環器病を征圧するために何をなすべきか—北海道における疫学調査の成績から—. 前掲書（文献76に同じ）. 1993：53-67.
90) 田中繁道, 斎藤重幸, 髙木 覚. 北海道における研究. 前掲書（文献35に同じ）. 1998：196-8.
91) 福田安平. 脳卒中・心発作発生の疫学—管理と生活の影響—（1版）. 東京：労働医学研究会, 1978.
92) 森沢 康. 日循協の軌跡とベクトル. 日循協誌 1991；25：214-8.
93) 日本循環器管理研究協議会, 編. 循環器病予防ハンドブック（1版, 6版）. 東京：保健同人社, 1969, 2003.
94) 波多野義郎. 歩数計（万歩計）の過去・現在・未来—そして, 歩いて健康—. 健康と計量 2007；No. 404：1-24.

▌■ 第5章 ■▐

1) 重松逸造. 疫学とはなにか. 東京：講談社, 1977：15-50.
2) 祖父江逸郎, 杉村公也. スモン研究の流れ—厚生省研究班の体制を中心に—. 祖父江逸郎, 田村善藏, 編. スモン研究の経緯とその解析. 東京：医歯薬出版, 1985：1-16.
3) 柳川 洋, 中江公裕, 青木國雄, ほか. スモンの疫学研究. 前掲書（文献2に同じ）. 1985：17-31.
4) 高須俊明. 薬害, スモンを中心に—患者の多発した状況から原因の解明に至る経過—. 日内会誌 2002；91：138-49.
5) 椿 忠雄, 本間義章, 星 允. SMONの原因としてのキノホルムに関する疫学的研究. 日本医事新報 1971；No. 2448：29-34.
6) Vinten-Johansen P, Brody H, Paneth N, et al, eds. Cholera, chloroform, and the science of medicine –a life of John Snow– (1st ed). New York：Oxford University Press, 2003：282-317.
7) 簑輪眞澄. スモン. 柳川 洋, 田中平三, 稲葉 裕, ほか, 編. 疫学ハンドブック—重要疾患の疫学と予防—. 東京：南江堂, 1998：253-6.
8) 岩下 宏, 簑輪眞澄. スモン. 大野良之, 田中平三, 中谷比呂樹, ほか, 編. 難病の最新情報—疫学から臨床・ケアまで—. 東京：南山堂, 2000：402-7.
9) Hill AB, Hill ID. Bradford Hill's principles of medical statistics (12th ed). Kent：Edward Arnold, 1991：270-9.
10) 森岡聖次. 因果関係の考え方. 小児科診療 1998；61：376-9.
11) 重松逸造. スモンとキノホルム—キノホルム原因説に対する疑問に応えて—. 日本公衛誌 1975；22：656-66.
12) 箕輪 登. スモンの謎—自民党総務会における厚生省説明に疑義あり—. 日本医事新報 1979；No. 2865：89-90.
13) 箕輪 登. 続スモンの謎. 日本医事新報 1979；No. 2867：93-4.
14) 重松逸造.「スモンの謎」に一言. 日本医事新報 1979；No. 2874：89.
15) 中谷比呂樹. 行政施策としての特定疾患（難病）対策の進展と展望. 前掲書（文献8に同じ）. 2000：3-27.
16) 植松 稔, 編. 厚生省特定疾患難病の地理病理学的環境科学的研究班（主任研究者＝植松 稔）昭和51年度研究報告書. 相模原市：北里大学医学部公衆衛生, 1977.

17) 植松 稔，編．厚生省特定疾患難病の疫学調査研究班（主任研究者＝植松 稔）昭和56年度研究報告書．相模原市：北里大学医学部公衆衛生，1982．
18) 青木國雄，編．厚生省特定疾患難病の疫学調査研究班（主任研究者＝青木國雄）昭和57年度研究業績報告書．名古屋：名古屋大学医学部予防医学教室，1983．
19) 青木國雄，編．厚生省特定疾患難病の疫学調査研究班（主任研究者＝青木國雄）昭和58年度研究業績報告書．名古屋：名古屋大学医学部予防医学教室，1984．
20) 青木國雄，柳川 洋，細田 裕，ほか，編．発生要因に関する難病疫学調査の概要―難病の疫学研究に関する文献の一覧表―．名古屋：厚生省特定疾患難病の疫学調査研究班，1983．
21) 日本内科学会，編．内科学と日本内科学会―100年のあゆみ年表―．日内会誌 2002；91：1-101．
22) 滝澤行雄．水俣病．前掲書（文献7に同じ）．1998：351-5．
23) 能川浩二．イタイイタイ病．前掲書（文献7に同じ）．1998；347-51．
24) 能川浩二．環境疫学．川上憲人，甲田茂樹，編．今日の疫学（2版）．東京：医学書院，2005：290-301．
25) 吉崎正義，福島匡昭，本條喜紀，ほか，編．国民衛生の動向昭和56年．厚生の指標 1981；28（9）：331-8．
26) 重松逸造．日本の疫学―放射線の健康影響研究の歴史と教訓―．東京：医療科学社，2006：155-81．
27) 吉田克巳．四日市地域における大気汚染との経緯．三重大学環境科学研究紀要 1984；9：93-109．
28) 津田敏秀，馬場園 明．慢性砒素中毒症．前掲書（文献7に同じ）．1998：355-8．
29) 多田 學．疫学の歴史と私の体験．日本疫学会ニュースレター．2002：No.19：1-2．
30) 鈴木庄亮．大気環境と健康．和田 攻，編．衛生・公衆衛生学（1版）．東京：医学書院，1979：58-67．
31) 酒井政次．光化学スモッグ禍を経験して．日本医事新報 1972；No.2522：43-4．
32) 阿部庄作，高橋弘毅，木村清延，ほか．じん肺症の歴史的展開．日内会誌 2002；91：1775-9．
33) Newhouse ML, Thompson H. Mesothelioma of pleura and peritoneum following exposure to asbestos in the London area. Br J Indust Med 1965；22：261-9.
34) 宝来善次，杉田 実，菊池英彰，ほか，編．日本の石綿肺研究の動向．西宮市：兵庫医科大学内科学第三講座，1981：1-11．
35) Hosoda Y, Saito N, Maeda Y et al. Primary lung cancer risk in workers exposed to low concentrations of asbestos. Occup Safety Health Series 1982；46：296-304.
36) Hosoda Y, Saitou N, Nobutomo K. Epidemiology of asbestos-related lung cancer in Japan. J UOEH 1983；5 (Suppl)：s83-7.
37) 森永謙二，大塚順子，松村智子，ほか．石綿取り扱い労働者の健康診断受診者を対象としたコホート調査．日本公衛誌 1991；38：267-71．
38) 吉村健清．油症．前掲書（文献7に同じ）．1998：359-62．
39) 倉恒匡徳，森川幸雄，広畑富雄，ほか．油症の疫学的研究．福岡医誌 1969；60：513-32．
40) 山崎修道，井上 榮，牛尾光宏，ほか，編．感染症予防必携（第2版）．東京：日本公衆衛生協会，2005：363．
41) 重松逸造．放射線の健康影響評価．前掲書（文献26に同じ）．2006：17-35．
42) 重松逸造．放射線と疫学．大月邦夫，編．続・疫学よもやま話1版．前橋市：群馬県衛生環境研究所，1999：121-40．
43) 重松逸造．疫学調査の問題点．前掲書（文献26に同じ）．2006：37-53．
44) 細田 裕，笹川澄子，練石和男．放射線作業者のがん疫学．産衛誌 1996；38：107-18．
45) 緒方正清，石原 力．日本産科婦人科学史年表．緒方正美，編．日本産科學史．東京：科学書院，1980：19-43．
46) 酒井シズ．20世紀医学年表．からだの科学 1998；No.200：111-126．
47) Nakahara T, Shobayashi T, eds. Public health in Japan Ⅱ―itemized discussions of various aspects―. Tokyo：Japan Public Health Association, 1997：23-31.
48) 古市圭治，千石勝郎，末満達憲，ほか，編．国民衛生の動向昭和63年．厚生の指標 1988；35（9）：40-76．
49) 柄澤昭秀，大岡 宏，奈良孝仁，ほか，編．老人研20年史．東京：東京都立老人総合研究所，1992：3-20．
50) 板倉聖宣．脚気の歴史．西尾市：つばさ書房，1988：166-7．
51) 有馬寛雄，栗山 勝，金久偵秀，ほか．脚気の再燃―鹿児島県におけるその実態―．日本医事新報 1976；No.2736：23-8．
52) 高橋和郎，中嶋玲子，上利美智子，ほか．脚

気再発生と社会的要因．日本医事新報 1976；No. 2744：31-4.

53) 濱本英次．粉乳による乳児砒素中毒症．日本醫事新報 1955；No. 1649：3-12.

54) 中川米造，飯淵康雄．森永砒素ミルク中毒症追跡調査について．医学のあゆみ 1970；74：1-3.

55) 飯淵康雄．森永砒素ミルク中毒被災児に関する研究の特徴点とその総括—1955 年から 1965 年までの—．日本公衛誌 1971；18：375-7.

56) 飯淵康雄，浦田直美，丸山 博．14 年前の森永 MF 砒素ミルク中毒患者はそのごどうなっているか．日本公衛誌 1969；16（12 臨時増刊 No. 2）：s170.

57) 大平昌彦，青山英康．森永砒素ミルク中毒に関する疫学調査—瀬野地区における広大・岡大合同検診最終報告—．日衛誌 1973；27：500-31.

58) 田中英夫，大島 明．森永ひ素ミルク中毒被害者の青年・中年期（27 歳～49 歳）における死亡の解析．日本公衛誌 2007；54：236-45.

59) 黒岩義五郎，祖父江逸郎，豊田文一，ほか．北陸トンネル災害症の医学的報告（第 1 報）．日本医事新報 1973；No. 2562：27-32.

60) 武内重五郎，黒岩義五郎，祖父江逸郎，ほか．北陸トンネル災害症の医学の報告（第 2 報・第 3 報）．日本医事新報 1973；No. 2574：43-6，No. 2592：17-20.

61) 金光正次，岡田 博，甲野礼作，ほか．疫学とその応用（2 版）．東京：南山堂，1968.

62) 重松逸造，青木國雄，滝沢行雄，ほか．疫学—臨床家のための方法論—（1 版）．東京：講談社サイエンティフィック，1978.

63) 重松逸造．略歴．重松逸造，編．疫学研究 50 年抄．広島市：産興，1993：301-11.

64) 簑輪眞澄．疫学部．長田泰公，高石昌弘，鈴木 健，ほか，編．国立公衆衛生院創立 50 周年記念誌．東京：公衆衛生振興会，1988：114-9.

65) 鈴木 健．教育訓練．前掲書（文献 64 に同じ）．1988：37-52.

66) 新開省二，簡野芳樹，小林陽子，ほか．断面調査による造船所退職労働者の石綿曝露と健康障害．日本公衛誌 1986；33：259-68.

67) 大黒 寛，成橋廣昭，上田晃輔，ほか．石綿曝露と肺がんに関する患者対照研究．日本公衛誌 1988；35：461-8.

68) 山本俊一．疫学関係の研究班を代表して．前掲書（文献 63 に同じ）．1993：266.

69) 愛媛大学医学部衛生学教室，編．渡辺 孟教授退官記念誌．愛媛県重信町：渡辺 孟教授退官

記念事業会，1992：9-103.

70) 大山真奈，栗原洋子，天明佳臣，ほか，編．市民とあゆむ公衆衛生—柳澤文徳先生記念誌—．東京：柳門会，1990：1-4.

71) 中尾喜久，松本清一，中野康平，ほか，編．自治医科大学創立 10 周年記念誌．栃木県南河内町：自治医科大学，1982：14-23.

72) 館 正知．産業医科大学 20 年の歩みと 21 世紀への展望．J UOEH；1999：21：1-6.

73) 西川滇八．日本衛生学会五十年史．京都：日本衛生学会，1984.

74) 早川式彦，編．栗原 登教授研究業績目録 1961 年～1989 年．広島市：栗原 登教授退官記念事業会，1989.

75) 島尾忠男．結核と歩んで 50 年．東京：財団法人結核予防会，2003：257-345.

76) 細田 裕，前田 裕．国鉄中央保健管理所．日本呼吸器学会，編．呼吸器学 100 年史．東京：日本呼吸器学会，2003：272-3.

77) 加藤寛夫．日本人と日系米人の脳卒中ならびに虚血性心疾患．日循協誌 1983；17：261-6.

78) 野村和弘，丸山圭一，大江裕一郎，ほか，編．国立がんセンター 40 周年記念誌．東京：国立がんセンター，2002：287-90.

79) 藤田 毅，高村盛二，米川泰弘，ほか，編．国立循環器病センター創立十周年記念誌．吹田市：国立循環器病センター，1988.

80) 藤本伊三郎，大島 明．大阪府立成人病センター調査部と関連部門とのあゆみ．多田羅浩三，編．大阪大学医学部公衆衛生学教室創立 50 周年記念同窓会誌．吹田市：大阪大学医学部公衆衛生学教室，1999：28-31.

81) 小町喜男．軌跡—保健文化賞を受賞して—．大阪市：自費出版，1999：7-18.

82) 田島和雄，編．愛知県がんセンター疫学・予防部の歩み．名古屋：愛知県がんセンター研究所疫学・予防部，2005：1-2.

83) 鈴木一夫．創設以来，最小努力で最大効果得るため悪戦苦闘．日本疫学会ニュースレター 2005；No. 26．（電子版）

84) 緒方富雄，小川鼎三，大鳥蘭三郎．「解体新書」出版 200 年．日本医事新報 1974；No. 2620：43-54.

85) 武見太郎，瀧澤 正，藤野恒三郎，ほか．医制百年とこれから．日本医事新報 1974；No. 2637：43-55.

86) 新田康郎，藤井 肇，臼井朋包．被虐待児症候群について．日本医事新報 1973；No. 2569：7-12.

87) 浅井登美彦．宗教的信念に基づく輸血拒否について—医事法学上の諸問題—．日本医事新

報 1975；No. 2659：91-5.

■第6章■

1) DiGuiseppi C, Atkins D, Woolf SH, eds. Guide to clinical preventive services (2nd ed). Baltimore：Lippincott Williams & Wilkins, 1996：861-85.（日本語部分紹介に水嶋春朔. 地域診断のすすめ方（第2版）. 東京：医学書院, 2006：28-30. がある）
2) Hamburg DA, Nightingale EO, Kalmer V, eds. Healthy people −the Surgeon General's report on health promotion and disease prevention−. Washington：Public Health Service (Publication No. 79-55071A) Washington, 1979.
3) 星 旦二, 長谷川敏彦. 健康日本21総論. 柳川 洋, 上島弘嗣, 大島 明, ほか, 編. 健康日本21報告書. 東京：健康・体力づくり財団, 2000：23-54.
4) 田那村雅子, 三羽牧子, 河原和夫. Healthy People 2000 の評価. 公衆衛生 2003；67：290-5.
5) Bottomley V, ed. The Health of the Nation (2nd ed). London：HMSO, 1993.
6) Rose G. The strategy of preventive medicine. Oxford：Oxford University Press, 1992.（日本語訳に曽田研二, 田中平三, 監訳. 予防医学のストラテジー. 東京：医学書院, 1998. がある）
7) Doyle YG, Furey A, Flowers J. Sick individuals and sick populations：20 years later. J Epidemiol Community Health 2006；60：396-8.
8) 中嶋 宏. 障害のない老人目指し健康教育の充実を. 日本医事新報 1995；No. 3725：114-5.
9) Ashton J, ed. Healthy cities. Milton Keynes：Open University Press, 1992.
10) 西田茂樹. わが国近代の死亡率低下に対して医療技術が果たした役割について（1）死亡率低下の死因構造について. （2）死亡率低下に医療技術が果たした役割について. 日本公衛誌 1986；33：529-33, 605-16.
11) Breslow L. Origins and development of the International Epidemiological Association. Int J Epidemiol 2005；34：725-9.
12) Pemberton J. Commentary：On the article by Lester Breslow on the origins and development of the IEA. Int J Epidemiol 2005；34：729-31.
13) Last JM, ed. A dictionary of epidemiology (4th ed). New York：Oxford University Press, 2001.（初版と3版は日本語訳が出ている。柳川 洋, 田中平三, 簑輪眞澄, 監訳. 疫学辞典（3版）. 東京：日本公衆衛生協会, 2000. なお原著は2008年に第5版が刊行された）
14) 青木國雄. 第14回国際疫学学会を終えて. 日本公衛誌 1997；44：3-4.
15) 青木國雄. 日本疫学会の設立. 医学のあゆみ 1991；156：227-8.
16) 青木國雄. 日本疫学会の設立をめぐって. 日本疫学会ニュースレター 1999；No. 15：1-2.
17) 深尾 彰. 第4回日本疫学会総会をふりかえって. 日本疫学会ニュースレター 1994；No. 4：4-5.
18) 飯田 稔. 第5回日本疫学会総会について. 日本疫学会ニュースレター 1994；No. 5：6.
19) 玉腰暁子. 疫学の未来を語る若手の集い. 日本疫学会ニュースレター 1995；No. 7：15.
20) 中山健夫. 疫学の未来を語る若手研究者の集い（若手の集い）の報告. 日本疫学会ニューズレター 1998；No. 12：13-5.
21) 玉腰暁子. 疫学研究におけるインフォームド・コンセントと倫理. 公衆衛生 2000；64：542-7.
22) Kobashi G, Hoshuyama T, Ohta K, et al. Young epidemiologists' attitude towards personal data protection. J Epidemiol 2006；16：90-1.
23) Yanagawa H, Kodama K, Nakamura Y, et al. Outline of the Japan-Britain co-sponsored "British Epidemiology and Public Health Course". J Epidemiol 1994；4：51-3.
24) 柳川 洋, 児玉和紀, 中村好一, ほか. 日英共催による「英国疫学・公衆衛生コース」の概要. 日本公衛誌 1994；41：575-6.
25) Tanihara S, Morioka S, Kodama K, et al. Snow on cholera − the special lecture in the second British epidemiology and public health course at Kansai Systems Laboratory on 24 August 1996−. J Epidemiol 1998；8：185-94.
26) Holland WW. Public health − the vison and the challenge. J Epidemiol 2000；10：200-15.
27) 松田晋哉. 第4回英国疫学公衆衛生コース報告. 日本疫学会ニュースレター 2002；No. 19：12.
28) 角田文男. 日本公衆衛生学会平成3年度奨励賞受賞者. 日本公衛誌 1991；38（10 特別附録）：42.

29) 橋本 勉. 日本循環器病予防セミナーの歩み. 日循協誌 1998；33：30-5.
30) 坂田清美. 第1回日本循環器病予防セミナーと私のその後. 日循予防誌 2001；36：182-4.
31) 廣畑富雄. 疫学とHFA (Health For All). 公衆衛生 1986；50：829-31.
32) 小町喜男. 環境と健康の疫学. 公衆衛生 1987；51：647-9.
33) 柳川 洋. 集団における疾病情報の評価と解析. 日衛誌 1988；42：1114-8.
34) 加藤寛夫. 集団における疾病情報の評価と解析—コホート研究における諸問題—. 日衛誌 1989；44：686-8.
35) 柳川 洋. Attributable risk の定義. 日衛誌 1989；44：689-92.
36) 上島弘嗣. 疫学入門（第1回）—疫学研究と因果関係—. 産衛誌 1995；37：A7-10. (最終の第12回は岡山明，喜多義邦，上島弘嗣. 保健指導の実際. 産衛誌 1996；38：A211-4. で，滋賀医科大学福祉保健医学講座が話題提供した。）
37) 馬原文彦. 馬原文彦と日本紅斑熱. 日内会誌 2002；91：2891-4.
38) 辻 守康. 寄生虫. 日内会誌 2002；91：2868-71.
39) 高鳥毛敏雄，井田 修，池田和功，ほか. わが国における病原性大腸菌O157の流行. 公衆衛生 1997；61：89-95.
40) 發坂耕治. 保健所における新しい感染症予防対策および食品保健体制. 公衆衛生 1997；61：101-6.
41) 押田訓英. O157感染症集団発生の経験から. 公衆衛生 1997；61：907-10.
42) 近平雅嗣. ノロウイルスによる集団感染とその予防について. 保健師ジャーナル 2004；60：1129-33.
43) Morioka S, Sakata T, Tamaki A, et al. A foodborne norovirus outbreak at a primary school in Wakayama Prefecture. Jpn J Infect Dis 2006；59：205-7.
44) 田中知徳. 高齢者福祉施設でのノロウイルスによる感染性胃腸炎の集団発生. 公衆衛生 2005；69：690-1.
45) 島尾忠男. 結核流行の第5期（1）—結核減少の停滞，再増加—. 日胸 2006；65：363-74.
46) 太田美智男. メチシリン耐性黄色ブドウ球菌. 日内会誌 2002；91：2934-42.
47) Washio M, Kiyohara C, Honjo N, et al. Methicillin-resistant Staphylococcus Aureus (MRSA) isolation from pharyngeal swab cultures of Japanese elderly at admission to a geriatric hospital. J Epidemiol 1997；7：167-72.
48) 後藤 元. 細菌性日和見感染症. 日内会誌 2002；91：2954-9.
49) 松本哲哉，山口恵三. 緑膿菌感染症. 日内会誌 2002；91：2927-33.
50) 本田武司，一居 誠，岡澤昭子，ほか，編. セラチアによる院内感染事例報告書. 堺市：堺市保健福祉局，2000.
51) 大山卓昭. 感染症危機管理チーム（FETP）とその国際的ネットワーク（TEPHINET）. 公衆衛生 2004；68：491-2.
52) 小出道夫，斎藤 厚. レジオネラ感染症. 日内会誌 2002；91：2960-4.
53) 鶴田来美，藤井良宣，前田ひとみ，ほか. レジオネラ症集団感染患者の精神的健康と日常生活の変化との関係. 日本公衛誌 2005；52：308-18.
54) 押谷 仁. 世界の状況とWHOの対応. 公衆衛生 2003；67：820-5.
55) 岡部信彦. SARSの病態，疫学. 公衆衛生 2003；67：814-9.
56) 下内 昭. 市民の不安への対応—台湾人医師事例から—. 公衆衛生 2003；67：853-6.
57) 田中政宏，谷口清州. 新型インフルエンザ対策の基礎知識. 公衆衛生 2006；70：746-51.
58) 谷口清州. 鳥インフルエンザウイルス感染症の世界的現状. 日内会誌 96；2007：2386-92.
59) 緒方 剛. 家禽の鳥インフルエンザ発生時の人の健康管理対策. 公衆衛生 2006；70：768-71.
60) O'Brien M. Bovine spongiform encephalopathy (BSE): the first 15 years. Holland WW. Foundations for health improvement. London：TSO, 2002：206-24.（和訳は柳川 洋，児玉和紀，監訳. 疫学公衆衛生研究の潮流—英米の20世紀—. 東京：日本公衆衛生協会，2004：159-73. にある）
61) 小野寺 節. 牛海綿状脳症（BSE）対策の考え方. 公衆衛生 2002；66：405-10.
62) 山内一也. わが国BSE対策への提言. 公衆衛生 2004；68：852-6.
63) Doi Y, Yokoyama T, Sakai M, et al. Creutzfeldt-Jakob disease mortality in Japan, 1974-2004：analysis of National Dealth Certificate data. J Epidemiol 2007；17：133-9.
64) 岩尾總一郎，長田浩志. らい予防法の廃止. 公衆衛生 1999；63：154-9.

第7章

1) 柳川 洋, 上島弘嗣, 大島 明, ほか, 編. 健康日本21—21世紀における国民健康づくり運動について—. 東京：健康・体力づくり財団, 2000.
2) 黒石哲生, 広瀬かおる, 嶽崎俊郎, ほか. 日本におけるがん死亡（1950-2000）. 大島 明, 黒石哲生, 田島和雄, 編. がん・統計白書2004—罹患／死亡／予後—. 東京：篠原出版新社, 2004：1-95.
3) 安西 定, 重松逸造, 簑輪眞澄, ほか. 市町村別肺肝疾患死亡率の分布図—肺がん, 結核, 肝がん—. 東京：大和ヘルス財団, 1980.
4) 重松逸造, 安西 定, 加藤孝之, ほか. 市町村別成人病中年期死亡の分布図—脳血管疾患, 胃がん, 肝硬変—. 東京：大和ヘルス財団, 1984.
5) 安西 定, 編. 小地域別成人病死亡率の全国分布に関する研究Ⅲ報告書. 東京：大和ヘルス財団, 1985.
6) Shigematsu I, Minowa M. Maps that throw light on disease mortality. World Health Forum 1988；9：444-8.
7) 丹後俊郎. 疾病地図と疾病集積性—疾病指標の正しい解釈をめざして—. 公衆衛生研究 1999；48：84-93.
8) Doll R, Peto R, Boreham J, et al. Mortality in relation to smoking : 50 years' observation on male British doctors. Br Med J 2004；328：1519-28.
9) 近松寅三. 煙草やにニ因ル人工癌発生ノ研究. 臨床病理血液学雑誌 1932；1：1-61.
10) 立松正衞. 近松寅三論文の評価. 現代医学 2007；55：347-54.
11) 厚生省, 編. 喫煙と健康—喫煙と健康問題に関する報告書—（1版）. 東京：保健同人社, 1987.
12) 厚生省, 編. 喫煙と健康—喫煙と健康問題に関する報告書—（2版）. 東京：健康・体力づくり事業財団, 1993.
13) 富永祐民, 青山 旬, 秋葉澄伯, ほか. 新版・喫煙と健康—喫煙と健康問題に関する検討会報告書—（1版）. 東京：保健同人社, 2002.
14) 大島 明. 医師とタバコ・コントロール. 日本医事新報 2003；No. 4127：11-5.
15) 柳川 洋. 健康日本21の例. 柳川 洋, 中村好一, 児玉和紀, ほか, 編. 地域保健活動のための疫学（1版）. 東京：日本公衆衛生協会, 2000：223-7.
16) Aoki K. Report by the Research Committee of the Ministry of Education, Science, Sports and Culture on evaluation of risk factors for cancer. J Epidemiol 1996；6（3 Suppl）：s107-13.
17) Tsugane S, Gey F, Ichinowatari Y, et al. Cross-sectional epidemiologic study for assessing cancer risks at the population level Ⅰ＆Ⅱ. J Epidemiol 1992；2：75-81, 83-9.
18) Tsugane S, Sasaki S, Kobayashi M, et al, eds. Validity and reproducibility of self-administered food frequency questionnaires in the Japan public health center-based prospective study on cancer and cardiovascular diseases (JPHC study). J Epidemiol 2003；13（1 Suppl）.
19) Yoshimura T, Inaba Y, Ito Y, et al, eds. The Japan collaborative cohort study (JACC study) for evaluation of cancer risk sponsored by the Ministry of Education, Science, Sports and Culture of Japan (Monbusho). J Epidemiol 2005；15（Suppl Ⅰ＆Ⅱ）.
20) Ozasa K, Katanoda K, Tamakoshi A, et al. Reduced life expectancy due to smoking in large-scale cohort studies in Japan. J Epidemiol 2008：18：111-8.
21) 久道 茂, 黒石哲生, 辻 一郎, ほか. 総論. 久道 茂, 青木大輔, 大内憲明, ほか, 編. 新たながん検診手法の有効性の評価報告書（主任研究者：久道 茂）. 東京：日本公衆衛生協会, 2001：17-79.
22) Fontana RS. Screening for lung cancer : recent experience in the United States. Hansen HH, ed. Lung cancer : basic and clinical aspects (1st ed). Boston : Martinus Nijhoff Publishers, 1986：91-111.
23) Sobue T, Suzuki T, Naruke T, et al. A case control study for evaluating lung-cancer screening in Japan. Int J Cancer 1992；50：230-7.
24) 大島 明. 癌検診の有用性. 公衆衛生 1997；61：251-4.
25) 久道 茂. がん検診のはなし. 東京：新企画出版社, 1998：48-118.
26) Rose G, Stamler J. The INTERSALT study : background, methods and main results. J Hum Hypertens 1989；3：283-8.
27) 橋本 勉. 食塩と高血圧—INTERSALT study

―. 公衆衛生 1987；51：714-8.
28) Elliott P, Stamler R, eds. Manual of operation for "INTERSALT": an international cooperative study on the relation of sodium and potassium to blood pressure. Controlled Clin Trial 1988；9 (Suppl).
29) Hashimoto T, Fujita Y, Ueshima H, et al. Urinary sodium and potassium excretion, body mass index, alcohol intake and blood pressure in three Japanese populations. J Hum Hypertens 1989；3：315-21.
30) 常松典子，上島弘嗣，奥田奈賀子，ほか．減塩食実施者は通常の食生活の人に比べ食塩摂取量がどの程度少ないか？―INTERMAP日本より―．日循予防誌 2004；39：149-56.
31) Stamler J, ed. INTERMAP. J Hum Hypertens 2003；17 (9).
32) Sakata K, Hashimoto T, Ueshima H, et al. Absence of an association between serum uric acid and mortality from cardiovascular disease：NIPPON DATA 80, 1980-1994. Eur J Epidemiol 2001；17：461-8.
33) 上島弘嗣，編．NIPPON DATA からみた循環器疾患のエビデンス．東京，日本医事新報社，2008.
34) Kiyohara Y, Shinohara A, Kato I, et al. Dietary factors and development of impaired glucose tolerance and diabetes in a general Japanese population：the Hisayama Study. J Epidemiol 2003；13：251-8.
35) 嶋本 喬，飯田 稔，編．地域における循環器疾患の疫学研究と予防対策の発展―秋田・大阪における40年の歩み―．東京：日本公衆衛生協会，2007.
36) Mannami T, Iso H, Baba S, et al. Cigarette smoking and risk of stroke and its subtypes among middle-aged Japanese men and women -the JPHC study cohort I -. Stroke 2004；35：1248-53.
37) 今井正之，吉田克己，冨田泰子，ほか．四日市地域で多発した気管支喘息患者の臨床疫学的調査成績．日衛誌 1982；37：722-8.
38) 青柴和徹，永井厚志．肺気腫・慢性閉塞性肺疾患（COPD）．日内会誌 2002；91：1747-52.
39) Kojima S, Sakakibara H, Motani S, et al. Incidence of chronic obstructive pulmonary disease, and the relationship between age and smoking in a Japanese population. J Epidemiol 2007；17：54-60.
40) 永井正規，末田 拓，田中敏己，ほか．フルクトサミン，HbA_{1c} 測定値に基づく全国性・年齢階級別糖尿病有病率の推定．日本公衛誌 1994；41：720-3.
41) 中村好一，大木いずみ，谷原真一，ほか．糖尿病患者有病率・患者数の将来推計―厚生省患者調査をもとに―．日衛誌 1998；52：654-60.
42) 松澤佑次．肥満症と脂肪細胞．日内会誌 2002；91：1105-9.
43) 須賀万智，吉田勝美．メタボリック症候群の発症に関する疫学的検討．日本公衛誌 2004；51：623-30.
44) 斉藤 功，小西正光，渡部和子．地域集団におけるメタボリックシンドロームの脳卒中罹患に及ぼす影響について．日本公衛誌 2007；54：677-83.
45) 嶋本 喬．疫学研究，予防活動の原点を考える．公衆衛生情報 2007；37 (10)：44-5.
46) 渡邊能行，川井啓市．ヘリコバクター・ピロリと消化器疾患．柳川 洋，田中平三，稲葉裕，ほか，編．疫学ハンドブック―重要疾患の疫学と予防―．東京：南江堂，1998：326-9.
47) 柳川 洋，田中平三，稲葉裕，ほか，編．前掲書（文献46）に同じ）．1998：244-94.
48) 大野良之，川村 孝，玉腰暁子，ほか．難病疫学研究の歴史とここ数年間のまとめ．大野良之，田中平三，中谷比呂樹，ほか，編．難病の最新情報―疫学から臨床・ケアまで―．東京：南山堂，2000：28-41.
49) 橋本 勉，森岡聖次，横山徹爾，ほか．Pooled control を用いた症例-対照研究―12疾患のオッズ比の観察―．厚生省特定疾患調査研究事業特定疾患に関する疫学研究班（主任研究者：大野良之）平成10年度研究業績集．名古屋：名古屋大学医学部予防医学教室，1999：127-32.
50) 永井正規，柴崎智美，稲葉 裕，編．難病30年の研究成果（主任研究者：稲葉 裕）．埼玉県毛呂山町：埼玉医科大学，2004.
51) 工藤翔二．びまん性汎細気管支炎．日内会誌 2002；91：1786-9.
52) 津田富康，三上理一郎，畑 正広．肺サルコイドーシス．日内会誌 2002；91：1765-74.
53) 塩飽邦憲，山根洋右．サンドバール宣言と環境変革の思想．公衆衛生 1997；61：624-7.
54) 大井 玄．20世紀の「公害」と環境問題．日内会誌 2002；91：150-3.
55) 原田正純．水俣病50年の負の遺産と水俣学．環 2006；25（春）：273-84.
56) 津田敏秀，三野善央，山本英二，ほか．続・医学における因果関係の推論―「阿賀野川流域における水俣病の発生動態―曝露の実態と

患者の認定」に関するコメント．日衛誌 1997；52：511-26.

57）岸 玲子．職業・環境とがん―新しいリスク評価と対策の時代―．岸 玲子，監修．職業・環境がんの疫学．東京：篠原出版新社，2004：5-15.

58）Nishio N, Tanaka H, Tsukuma H, et al. Lung cancer risk in male dentists : a retrospective cohort study in Japan, 1964-1997. J Occup Health 2004；46：37-42.

59）上畑鉄之丞．過労死の研究．東京：日本プランニングセンター，1993.

60）上畑鉄之丞．過労，ストレスと循環器疾患の関連に関する研究．日循予防誌 2001；36：36-41.

61）斎藤洋三．花粉症．日内会誌 2002；91：2627-9.

62）田村憲治，小野雅司，村上正孝，ほか．国保傷病統計データによるアレルギー性鼻炎受療率の経年変化と地理的分布．日本公衛誌 1995；42：194-202.

63）小笹晃太郎，竹中 洋，高木伸夫，ほか．スギ花粉特異的 IgE 抗体および総 IgE 抗体の産生，並びに花粉症の発現に関する要因の小学生集団における横断的研究．アレルギー 1995；44：1361-8.

64）小笹晃太郎，竹中 洋，高木伸夫，ほか．スギ花粉症の危険要因に関する症例対照研究．日衛誌 1995；50：622-30.

65）村中正治，山田良二，可部順三郎，ほか．スギ花粉アレルギーの蔓延とディーゼル排気微粒子．日本医事新報 2000；No. 3985：19-27.

66）星山佳治，川口 毅，津村智恵子，ほか．ディーゼル車排出ガスとスギ花粉症．厚生の指標 2004；51（4）：1-7.

67）村田光範．小児成人病―その社会的背景と今後の動向―．公衆衛生 1992；56：740-5.

68）Sekine M, Yamagami T, Hamanishi S, et al. Parental obesity, lifestyle factors and obesity in preschool children : results of the Toyama birth cohort study. J Epidemiol 2002；12：33-9.

69）Sakata K, Labarthe DR, Morioka S, et al. Relation of growth to serum total cholesterol, high density lipoprotein cholesterol, low density lipoprotein cholesterol, and triglyceride concentrations and their changes among fourth- and seventh-grade children in a Japanese community : The Hidaka Study, 1992-1995. CVD prevention 1999；2：230-9.

70）寺田泰治，西本利吉，丸山定之，ほか，編．日高地方における学童・生徒の成人病予防検診報告書（主任研究者：寺田泰治）．御坊市：和歌山県日高医師会，1996.

71）舟塚 真，藤田倫成，大澤真木子．TV アニメ「ポケットモンスター」視聴中にけいれん発作を起こした4例．日本医事新報 1998；No. 3853：45-9.

72）兜 眞德，斎藤友博．送電線・電気製品など環境電磁曝露と小児白血病―国際動向と日本における研究―．前掲書（文献57）に同じ）．2004：41-57.

73）辻 一郎，南 優子，深尾 彰，ほか．高齢者における日常生活動作遂行能力の経年変化．日本公衛誌 1994；41：415-23.

74）辻 一郎，ソバジェ カトリーヌ，久道 茂，ほか．健康余命の現状と国際比較：仙台データ．厚生の指標 1999；46（4）：17-22.

75）橋本修二，宮下光令，辻 一郎．健康余命の算定方法の比較―Sullivan 法，Katz 法と Rogers 法―．厚生の指標 1999；46（4）：12-6.

76）福田吉治，長谷川敏彦，八谷 寛，ほか．日本の疾病負担と障害調整生存率（DALY）．厚生の指標 1999；46（4）：28-33.

77）荻原隆二，前田 清，辻林嘉平，ほか．悉皆調査によるわが国の百寿者の生活実態．日本公衛誌 2000；47：275-83.

78）岡本和士，柳生聖子．わが国における百寿者の地理分布とその関連要因．日衛誌 1998；53：529-35.

79）中村嘉男．噛むこととからだの働き．総合ケア 1991；1（7）：18-22.

80）中島民惠，柏木雅宣，若林幸枝．節目における歯科健診の現状と課題．公衆衛生 1996；60：622-6.

81）安村誠司，芳賀 博，永井晴美，ほか．地域の在宅高齢者における転倒発生率と転倒状況．日本公衛誌 1991；38：735-42.

82）辻 一郎，大森 芳．介護予防のエビデンス．公衆衛生 2005；69：626-9.

83）安村誠司．地域における介護予防事業の評価と展望．公衆衛生 2005；69：696-700.

84）折茂 肇，細田 裕，白木正孝，ほか．大腿骨頚部骨折全国頻度調査（昭和62年）．日本医事新報 1989；No. 3420：43-5.

85）折茂 肇，橋本 勉，白木正孝，ほか．大腿骨頚部骨折全国頻度調査―1992年における新発生患者数の推定と5年間の推移―．日本医事新報 1995；No. 3707：27-30.

86）折茂 肇，橋本 勉，坂田清美．大腿骨頚部骨折全国頻度調査成績―1997年における新発生患者数の推定と10年間の推移―．日本医事新報

1999；No. 3916：46-9.
87) 折茂 肇，坂田清美．第 4 回大腿骨頚部骨折全国頻度調査成績—2002 年における新発生患者数の推定と 15 年間の推移—．日本医事新報 2004；No. 4180：25-30.
88) 大塚俊男．痴呆はどのくらい多いか—有病率，痴呆性老人数を中心に—．平井俊作，編．痴呆症のすべて．大阪市：永井書店，2000：49-56.
89) 須貝佑一．認知症は予防できるのか．公衆衛生 2006；70：666-70.
90) Fries JF. Aging, natural death, and the compression of morbidity. New Engl J Med 1980；303：130-6.
91) 重松逸造．日本の疫学—放射線の健康影響研究の歴史と教訓—．東京：医療科学社，2006：73-105.
92) 佐藤 正，梅沢 明，吉水文夫，ほか．ウラン加工施設における臨界事故発生時，保健所はどんな活動をしたのか．日本公衛誌 2000；47：849-55.
93) 佐藤 正．臨界事故と健康危機．保健医療科学 2003；52：136-9.
94) 今田寛睦，川上憲人．うつ対策と疫学的研究．公衆衛生 2005；69：363-6.
95) 本橋 豊．自殺予防運動の実践とその評価．公衆衛生 2005；69：358-62.

第8章

1) 水嶋春朔．個人情報保護とデータの利活用の調和に関する国際的動向．公衆衛生 2000；64：548-56.
2) Paul JR. Clinical epidemiology. J Clin Invest 1938；17：539-41.
3) 川井啓市．臨床疫学の意義——内科医としてのひとりごと—．日本医事新報 1981；No. 2966：126-7.
4) 久繁哲徳，編．臨床判断学—臨床行為の科学的な選択と評価—．東京：篠原出版，1989.
5) 久道 茂．診断・治療法への疫学の適用．公衆衛生 1990；54：828-31.
6) Last JM, ed. A dictionary of epidemiology (4th ed). New York：Oxford University Press, 2001：59.（日本語訳に柳川 洋，田中平三，簑輪眞澄，監訳．疫学辞典（3 版）．東京：日本公衆衛生協会，2000：70．がある．）
7) Harrington M, Sorahan T. Occupational epidemiology. Holland WW, Olsen J, Florey CdV, eds. The development of modern epidemiology：personal reports from those who were there. Oxford：Oxford University Press, 2007：197-206.
8) World Health Organiztion, ed. Guidelines on studies in environmental epidemiology (environmental health criteria 27). Geneva：WHO, 1983.（日本語訳に重松逸造，長谷川豊，監訳．環境保健影響調査指針—環境疫学研究の手引き—．東京：日本公衆衛生協会，1986．がある）
9) 福留 勇．実験的鼠チフス流行病学の研究（其の一）．細菌学雑誌 1936；482：221-5.
10) 栃内 寛．実験疫学知見補遺（豚丹毒菌ニヨル廿日鼠間ノ実験的流行ニツイテ）．東京医学会誌 1943；57：873-902.
11) 渡辺厳一．実験疫学の課題．日本公衛誌 1966；13：161-5.
12) Paul JR, Melnick JL, Riordan JT. Comparative neutralizing antibody patterns to lansing (type 2) poliomyelitis virus in different populations. Am J Hygiene 1952；56：232-51.
13) 福見秀雄．血清疫學について—疫學の方法論の一面—．日本醫事新報 1954；No. 1572：23-31.
14) Jenicek M. Epidemiology：the logic of modern medicine. Montreal：EPIMED International, 1995.（日本語訳に青木國雄，鈴木貞夫，浜島信之，ほか，訳．疫学—現代医学の論理—．東京：六法出版社，1998．がある。）
15) Last JM, ed. ibid. 2001：168.
16) 柳川 洋，編．疫学マニュアル（4 版）．東京：南山堂，1991：6.
17) Last JM, ed. ibid. 2001：116.
18) Last JM, ed. ibid. 2001：117.
19) 渡辺 昌．分子疫学の目指すもの．日本疫学会ニュースレター 1993；No. 2：4-5.
20) Last JM, ed. ibid. 2001：134.
21) 楠 正．薬剤疫学．日本疫学会ニュースレター 1994；No. 4：3-4.
22) 豊川裕之．栄養疫学の視点．公衆衛生 1987；51：563-7.
23) Willet W. Nutritional epidemiology. New York：Oxford University Press, 1990：3-19.
24) Willet W. Nutritional epidemiology. 日本疫学会ニュースレター 1994；No. 5：3-4.
25) 荒尾 孝．運動疫学研究会発足する．日本疫学会ニュースレター 1998；No. 13：10.
26) 荒尾 孝．運動疫学研究会．日本疫学会ニュー

スレター 2002；No. 19：6-7.
27) 本庄かおり．社会疫学の発展．保健医療科学 2007；56：99-105.
28) 川上憲人．社会疫学―その起こりと展望―．日本公衛誌 2006；53：667-70.
29) 近藤克則，西 信雄，Kawachi I，ほか．日本における「社会疫学」の到達点と課題．公衆衛生 2005；69：209-15.
30) Susser M, Myer L. Social epidemiology. ibid. (Holland) 2007：207-17.
31) Last JM, ed. ibid. 2001：6.
32) Holland WW. Foundations for health improvement. London：TSO, 2002.（邦訳に柳川 洋，児玉和紀，監訳．疫学公衆衛生研究の潮流．東京：日本公衆衛生協会，2004．がある）
33) 戸田忠雄，武谷健二，編．戸田新細菌学（26版）．東京：南山堂，1974：5-6.
34) Hill AB, Hill ID. Bradford Hill's principles of medical statistics (12th ed). London：Edward Arnold, 1991：270-9.
35) 重松逸造，編．疫学―臨床家のための方法論―．東京：講談社，1978：190-204.
36) 川崎富作．川崎病発見から40年．医学のあゆみ 2007；222：841-4.
37) 柳川 洋．川崎病疫学研究の進歩．柳川 洋，中村好一，屋代真弓，ほか，編．川崎病の疫学―30年間の総括―．東京：診断と治療社，2002：22-8.
38) 永井正規，柴崎智美，稲葉 裕，編．難病30年の研究成果（主任研究者：稲葉 裕）．埼玉県毛呂山町：埼玉医科大学，2004.
39) 柳川 洋．健康日本21の例．柳川 洋，中村好一，児玉和紀，ほか，編．地域保健活動のための疫学（1版）．東京：日本公衆衛生協会，2000：223-7.
40) 水嶋春朔，曽田研二．地域保健医療計画策定のための基本条件．日本公衛誌 1997；44：77-80.
41) 水嶋春朔，伊藤和江，梅村 敏，ほか．横浜市における心疾患年齢調整死亡率．厚生の指標 1997；44（13）：23-8.
42) 大島 明．神経芽腫マススクリーニング事業は中止するべきである．公衆衛生 2001；65：304.
43) 鵜飼 卓，監修．急性中毒処置の手引（3版）．東京：薬業時報社，1999：549-51.
44) 柳川 洋，岡部信彦．スギヒラタケの関与が疑われている原因不明の脳症―本邦での患者の発生―．日内会誌 2006；95：1305-9.
45) Miyaki K, Nishiwaki Y, Maekawa K, et al. Effects of sarin on the nervous system of subway workers seven years after the Tokyo Subway Sarin Attack. J Occup Health 2005；47：299-304.
46) 中瀬克己．原子力，媒介蚊，化学物質汚染にどう備えるか．公衆衛生情報 2007；37（10）：30-2.
47) 多田羅浩三，高鳥毛敏雄，高橋進吾，ほか．震災と公衆衛生．日本公衛誌 1996；43：801-5.
48) 中瀬克己．健康危機管理における疫学―自然災害時の初期評価とサーベイランス―．公衆衛生 2005；69：995-9.
49) Kario K, Matsuo T, Kayaba K, et al. Earthquake-induced cardiovascular disease and related risk factors in focusing on the Great Hanshin-Awaji earthquake. J Epidemiol 1998；8：131-9.
50) 中村好一．疫学研究における住民基本台帳および戸籍の活用．日本公衛誌 2001；48：634-5.
51) 大島伸一，中川俊男，中山健夫，ほか．医療報道を考える―危機意識共有へ医師は何をすべきか―．日本医事新報 2006；No. 4292：4-19.
52) 重松逸造．日本の疫学―放射線の健康影響研究の歴史と教訓―．東京：医療科学社，2006：73-105.
53) 高石昌弘．公衆衛生院の果たしてきた役割．公衆衛生 2002；66：148-51.
54) 多田羅浩三．卒後教育への期待．公衆衛生 2002；66：166-70.
55) 大島 明．医師とタバコ・コントロール．日本医事新報 2003；No. 4127：11-5.
56) 小笹晃太郎，簑輪眞澄，淺野牧茂，ほか．医学研究者とタバコ産業との関係．日本医事新報 2004；No. 4195：59-62.
57) Rothman KJ. The rise and fall of epidemiology, 1950-2000 AD. New Engl J Med 1981；304：600-2.
58) Rothman KJ. Epidemiology still ascendant. Int J Epidemiol 2007；36：710-1.
59) Pearce N. The rise and rise of corporate epidemiology and the narrowing of epidemiology's vision. Int J Epidemiol 2007；36：713-7.
60) Coleman MP. Is epidemiology really dead, anyway? Int J Epidemiol 2007；36：719-23.
61) Taubes G. Epidemiology faces its limits. Science 1995；269：164-9.
62) 富永祐民．疫学は限界に直面している．日本疫学会ニュースレター 1995；No. 7：9-10.

63) 前田和甫. Epidemiology Faces Its Limits その後. 日本疫学会ニュースレター 1998；No. 12：2-3.
64) Taubes G. The (political) science of salt. Science 1998；281：898-907.
65) 田中平三, 荒川泰行, 上田一雄, ほか, 編. 衛生学・公衆衛生学の将来展望. 東京：第 19 期日本学術会議予防医学研究連絡会, 2005：1-16.
66) 児玉 和紀. 21 世紀の疫学研究—超高齢化社会における疫学研究の役割—. 日衛誌 2007；62：156-8.
67) 水嶋春朔, 中山健夫, 小橋 元, ほか. 日本の疫学と公衆衛生の未来を考える①②③. 公衆衛生 2004；68：289-97, 376-83, 465-72.
68) 重松逸造. 予防より予見へ. ヘルスサイエンス・ヘルスケア 2005；5：3-9.

和文索引

1986 年線量体系　53
1 県 1 医大構想　57
2002 年線量体系　53
8020 運動　85

■あ
愛知県がんセンター　38, 60, 98
青木國雄　34, 63
亜急性脊髄視神経末梢神経症　46
悪性中皮腫　52
あしのけ　5
アラメダ郡研究　30
アルツハイマー病　86

■い
医学教育　7
医学部卒後教育　45
医学論争　7
胃がん　20
医師供給体制　88
石黒忠悳　6
石原 修　14, 15
胃集団検診学会　24
石綿　52
医制 76 条　1
イタイイタイ病　27, 48, 50
市川厚一　16
遺伝子解析　93
遺伝子多型　91
遺伝的背景　40
稲村三伯　1
稲本亀五郎　16
イペリット　39
移民研究　40
医療法　29
岩田弘敏　36
因果関係　9, 26, 30
──判断のための 9 規準　47, 93
──論　83, 93
インスタント食品　56
インターソルト研究　80
インターネット　97
インターマップ研究　80

インターン制　45
院内感染　68
陰嚢がん　16
インフォームド・コンセント　9
インフルエンザ　35

■う
うつ病　87
運動疫学　92

■え
英国 Health of the Nation　62
英国疫学公衆衛生コース　64, 65, 96
エイズ　37
栄養疫学　92
栄養学　5
栄養調査　41
疫学教科書　31, 32
疫学研究会　28
疫学研究施設　19
疫学研究室　19
疫学研究における倫理問題　72
疫学公衆衛生研究　65
疫学辞典 "A dictionary of epidemiology"　63
疫学者　99
疫学集談会　28
疫学専門コース　57
疫學総論　32
疫学的センス　100
疫学の限界　98
疫学の発祥　1
疫学の分化　89
疫病　2
──学　8
疫痢　22
疫理学　8, 9
疫癘学 (學)　4, 8
江戸ハルマ　1
エビデンス　61, 87
遠隔自習コース　97
塩素ざ瘡　52

■お
応用疫学　92
王立外科医学会員　5
大石武一　45
大内 恒　8
大阪府立健康科学センター　98
大阪府立成人病センター　28, 38, 42, 59, 98
岡氏肺結核症 X 線所見分類　23
緒方洪庵　1, 3, 8
緒方正規　6
緒方正清　8
岡 治道　14, 22
オキシダント　51
オランダ医学　4
オリザニン　18
温故創新　99

■か
海軍　17
解体新書　4
介入研究　6, 9, 17
科学技術庁　54
化学テロ　95
家禽肉腫　16
家族集積性　17, 52
片山病　12
勝木司馬之助　26
脚気　5, 6, 17, 56
──菌　6
──病院　5
合衆国 Healthy People　62
桂田富士郎　11
カドミウム　27, 48, 50
カネミライスオイル事件　52
過労死　83
川崎富作　37
川崎病　33, 37, 93
がん遺伝子　16
がん疫学研究会　39
環境　40
──アセスメント　58
──疫学　58, 90

索引 | 121

――省　82
――庁　45, 50, 51, 60
がん検診　79
――の評価　78, 95
――の有効性評価に関する研究班　79
看護師教育　7
がんコホート研究班　78
がん死亡　37
間接撮影 X 線検診　21
感染症サーベイランス　35
感染症の予防及び感染症の患者に対する医療に関する法律　67
感染症法　67, 71
がん地理疫学研究　24
がん登録　29

■き
危機管理法　71
記述疫学　8, 9, 17, 47, 52, 99
期待死亡数　91
北里柴三郎　7, 12, 13, 14
喫煙　30
――と健康　33
キノホルム　46, 48
――説　47
木村 登　26
牛海綿状脳症　70
急性伝染病　10, 11
急性熱性皮膚粘膜リンパ腺症候群　37
牛痘種痘法　3
京都議定書　82, 87
虚血性心疾患　40
――死亡率　40

■く
草間良男　11
首さがり病　18
くる病　8
クロイツフェルト・ヤコブ病　70

■け
計画調査　25, 38
ケダニの病　13
結核　3, 10, 11, 14, 21, 67
――研究所　28
――実態調査　14, 34
――初感染発病論　14

――全国調査　9
――登録　22
――予防会結核研究所　58
――予防法（1919 年）　15
――予防法（1951 年）　28
血清疫学　91
原因不明疾患　30, 33
健康格差　92
健康危機管理　99
健康増進法　76, 87
健康日本 21　74, 77, 78, 87, 94
健康の疫学　26, 31
健康余命　85
原爆傷害調査委員会　24, 25

■こ
広域化　71
公害　29, 31
――被害法　48
光化学スモッグ　51
高血圧　26, 39
――自由集会　27
公衆衛生院　9
――疫学部　10, 19
公衆衛生学教室　20, 28
公衆衛生学修士　57
厚生労働省　82
合同臨地訓練　57
高病原性トリインフルエンザ　69
交絡因子　84
小型球形ウイルス　67
国際疫学学会　34, 63, 64, 72
国際共同研究　26, 72, 80
国際原子力機関　86
国際貢献　96
国際疾病分類　80
国際心臓財団　34
国勢調査　54
国鉄中央保健管理所　14, 28, 59
国民皆保険　29
国民保険医療費　42
国立感染症研究所　68
国立がんセンター　28, 38, 59, 98
国立公害研究所　51
国立公衆衛生院　28, 57
国立循環器病センター　59
国立保健医療科学院　97
個人情報　99
――保護法　89

個人対策　62
戸籍制度　96
戸籍法　11
児玉和紀　64
小林太刀夫　43
コホート研究　25, 26, 30, 43
コホート内症例対照研究　82
小町喜男　31, 42
ゴールドプラン　85
コレラ　3, 36
虎狼痢　3
コンピュータ　30

■さ
災害　95
相良知安　4
佐久総合病院　41
佐藤 正　9, 13
サルコイドーシス　27
サルバルサン　13
三価鉄キレート化合物　46, 48
産業医　48
――科大学　57
産業疫学　90
暫定 1965 年線量　53

■し
志賀 潔　11
重松逸造　22, 33, 63
事故　95
自殺予防　87
自治医科大学　57
実験疫学　9, 10, 13, 90
実地疫学　91
疾病地図　74
疾病予見　99
死の定義　44
死亡診断書　17, 42
死亡率減少　78
――効果　80
嗜眠性脳炎　14
社会衛生学　56
社会疫学　92
習慣病　25, 38, 43
周産期死亡率　54
重症急性呼吸器症候群　69
集団下痢症　67
集団検診　42
集団対策　62

集団予防　62
住民基本台帳　96
受動喫煙　38, 43, 75, 76
腫瘍登録委員会　24
循環器疾患基礎調査　40, 80
障害調整生存率　85
証拠に基づく医学　61
少子高齢化　72
小児成人病　84
消費拡大　71
情報処理　42
症例対照研究　53
食塩摂取　40
──過剰　26
職業がん　16, 39, 83
職業性疾患　51
職業性曝露　39
食中毒　71
女工　14
──哀史　14
新型インフルエンザ　69
人権差別　71
人口動態統計　1, 11
人口の高齢化　60
心臓移植　44
人体実験　96
診断精度　26
診断の手引き　37
神通川　50
人的ネットワーク　96
人年　81
じん肺　51

■す
スギ花粉症　83
杉田玄白　4
健やか親子21　83
鈴木梅太郎　18
スペイン風邪　10
スモン（SMON）　46, 47, 48, 60
──調査研究協議会　46

■せ
成医会講習所　7
生活習慣　54
──病　44, 84, 87
政策決定　20, 61, 94, 99
政治圧力　78
成人病　25, 38

──基礎調査　40
──予防対策協議連絡会　25
生態学的研究　83
生物テロ　71
生物統計学者　99
生命表　54
生命予後　54
世界7か国研究　26, 40
世界AIDSデー　62
世界禁煙デー　62
世界人口　17
世界保健デー　75
瀬木の世界人口　24
瀬木三雄　17, 24
赤痢　23
──菌　11
疥気　2
全国実態調査　21
セント・トマス病院　5, 6, 65

■そ
早期発見　38
粟粒結核　34
ソ連カゼ　35

■た
第2水俣病　51
大気汚染　58
大腿骨頸部骨折　85, 86
大日本私立衛生会　4
高木兼寛　5, 6, 7, 11
高木岬　6
武見太郎　29
田中平三　63, 64
たばこ規制枠組み条約　76
たばこ事業法　76, 77, 87
たばこ対策　75, 78, 94
たばこの健康影響　75
たばこ白書　75
たばこ病　87
たばこやに　16, 75
ターヘル・アナトミア　4
多要因原因説　10
タールがん　16
断毒論　1, 3, 13
蛋白質：炭水化物比　5

■ち
地域がん登録　24, 38

地域集積性　74
チェルノブイリ　86
近松寅三　16
地球温暖化　83
千葉道場　59
千葉保之　14, 59
腸炎ビブリオ　21
腸管出血性大腸菌O157　66
長寿国　56, 85
直接服薬確認療法　67
地理病理学　16

■つ
ツツガムシ病　12, 13
ツベルクリン反応　14, 22

■て
低コレステロール血症　31
低濃度曝露　83
伝染病　2
──研究所　13
──予防法　5, 11, 15, 36
テン・デー・セミナー　34, 63, 96
電離放射線　53

■と
東京オリンピック　31, 44
東京帝国大学伝染病研究所　9, 19
東京都老人総合研究所　60
同時多発テロ　61
痘瘡　30
──根絶宣言　3
東大医学部紛争　45
糖尿病　81
動物実験　48
戸田の奇病　46
富山県奇病論　8
豊川行平　20
都立老人総合研究所　54

■な
ナイチンゲール看護学校　7
内務省衛生局年報　2
中嶋宏　62
中日本重工神戸造船所　23
中村好一　63
長與専斎　4

■に
新潟水俣病　51
にきび様皮膚炎　52
西野忠次郎　17
日循協　27, 43
日本医学会　17, 64
　──医学用語委員会　10, 19
　──総会　32
日本医師会　29
日本衛生学会　25, 27, 31, 65
日本疫学会　33, 64, 72
　──奨励賞　64
日本顎口虫　11
日本禁煙推進医師歯科医師連盟　77
日本結核病学会　14
日本公衆衛生学会　19, 27, 33, 65
日本紅斑熱　66
日本産業衛生学会　19, 66
日本住血吸虫　11
　──症　12
日本循環器学会　17, 43
日本循環器管理研究協議会　27, 43, 45, 65
日本循環器病予防セミナー　65, 66, 96
日本心臓財団　65
日本専売公社　76
日本たばこ産業　76
日本内科学会　17
日本病理学会　17
認知症　85

■ね
年齢調整死亡率　24

■の
脳CT検査　39
脳溢血総合研究　17
脳外科手術　70
脳出血　31
脳卒中　17, 20, 29, 39
　──死亡率　40
農村医学　27
野口英世　13
能勢隆之　64
野邊地慶三　1, 9, 11, 19, 22, 31, 32
ノロウイルス　67
　──食中毒　68

■は
肺がん　30
排出総量規制　51
ハイリスク　62
肺労　3
白米食　6
橋本伯寿　1, 3, 13
破傷風菌　12
秦　佐八郎　13
発がん実験　75
発がん物質　16
羽生順一　20
濱口儀兵衛　3
林　直助　13, 17
原島　進　11
ハルマ和解　1
ハンセン病患者　70
販売停止　46, 48

■ひ
光感受性発作　84
非結核性抗酸菌症　36
久山町研究　26, 42
ヒ素ミルク事件　56
ビタミン　18
非定型肺炎　69
ヒトゲノム・プロジェクト　90
日野原重明　25, 38
百寿者　56, 85
病因解明　60
標準化死亡比　74
病理解剖　26
平山　雄　25, 38, 75
廣畑富雄　33, 64

■ふ
ファイブ・デー・セミナー　65
不確実な時代　61
復員コレラ　36
福留　勇　13
冨士川　游　8
藤浪　鑑　8, 11, 16
藤野恒三郎　21
プライバシー　89
フラミンガム研究　30
プロジェクト研究　47
分子疫学　91
分析疫学　9, 14

■へ
平均寿命　54
平均余命　54
ペスト菌　12
ヘルシンキ宣言　96
ヘルスプロモーション　58, 62
ベロ毒素　67

■ほ
剖検　26, 40
　──率　42
放射線影響研究所　25, 59, 97
放射線被曝　53
北陸トンネル事故　56
ポケットモンスター　84
保険医総辞退　29
保健所法　20
母子健康手帳　54
母子保健　54
ボツリヌス食中毒　21
ポピュレーション戦略　99
香港カゼ　35

■ま
前野良沢　4
松山棟庵　7
慢性非感染性疾患　38
慢性ヒ素中毒　51
慢性閉塞性肺疾患　81

■み
未成年者喫煙禁止法　76
水俣病　27, 48, 83
ミヤイリガイ　12
民族疫学　97

■む
無作為化比較試験　61, 78

■め
メタボリック症候群　81, 87

■も
森　林太郎（鴎外）　4, 6

■や
野外疫学　91
薬害　31
薬剤疫学　70, 91

柳川 洋　63, 64
山極勝三郎　16
山口左仲　11

■ゆ
湯浅保健所　36
有機水銀　27
有志東京共立病院看護婦養成所　7
油症　60
　——事件　52

■よ
溶血性尿毒症症候群　67
予見疫学　31
吉岡博人　11
吉田龍蔵　11
吉村健清　63, 64
四日市喘息　50

予防疫学　31
予防接種法　37

■ら
蘭学事始　4

■り
陸軍　17
流行病学　19
量—反応関係　48, 51
緑色舌苔　46
理論疫学　91
臨界事故　86
臨床医学　72
臨床疫学　90
臨床判断学　90
倫理　96
　——課題　89

——審査　89

■れ
レジオネラ　68
連合国軍GHQ　20

■ろ
労咳　3
老人保健法　38, 60, 78
労働安全衛生法　48
ロンドン疫学学会　1

■わ
若月俊一　27, 41
ワクチン開発　37
わらじ疫学　91

欧文索引

■A
ABCC　24, 25, 40
acquired immunodeficiency syndrome　37
AIDS　37
Alameda County study　30
applied epidemiology　92
Atomic Bomb Casualty Commission　25
ATS-DLD 標準質問票　50

■B
BMRC 調査票　50
Brownlee, John　10
Brundtlant, Gro Harlem　62
Budd, William　1

■C
clinical epidemiology　90
COPD　81

■D
DALY　85
Die Seuchen　20
directly observed treatment, short course　67
disability-adjusted life year　85
Doll, Richard　30, 75
Dorn, Harold　24
DOTS　67
DS02　53
DS86　53

■E
EBM　61, 90
environmental epidemiology　90
ethical issue　89
evidence-based medicine　61
exercise epidemiology　92
experimental epidemiology　90

■F
Farr, William　1

FCTC　76
Fellow of the Royal College of Surgeons　5
field epidemiology　91
Fletcher, Charles Montague　50
framework convention on tobacco control　76
Framingham study　30
FRCS　5
Frost, Wade Hampton　10

■G
General Headquarters　20
Gerlier 病　19
GHQ　22, 28, 45
Greenwood, Major　13

■H
hemolytic uremic syndrome　67
high risk approach　62
Hill の 9 規準　48
Hill, Austin Bradford　13, 30, 75
Hippocrates　1
HIV　37
Holland, Walter W　65
human immunodeficiency virus　37
HUS　67

■I
IAEA　86
ICD　80
IEA　63, 64
INTERMAP study　80
International Atomic Energy Agency　86
international classification of diseases and related health problems　80
International collaborative study on macro- and micro-nutrients and blood pressure　80
International cooperative study of electrolyte excretion and blood pressure　80
International Epidemiological Association　63
INTERSALT study　80
ionizing radiation　53

■J
Japan Epidemiological Association　64
JEA　64
Jenner, Edward　3
JR 東日本中央保健管理所　98
JT　76

■K
Keys, Ancel　26
Koch, Robert　4
Kyoto Protocol　82

■L
Last, John M　63
London Epidemiological Society　1

■M
master of public health　57
Mohnike, Otto Gottlieb Johann　3
molecular epidemiology　91
MONICA study　40
MPH　57
multifactorial causation theory　10

■N
National integrated project for prospective observation of noncommunicable disease and its trends in the aged　80
NBC テロ　95
Ni-Hon-San Study　40, 41
NIPPON DATA 80　81
NIPPON DATA 90　81
NIPPON DATA 研究　80
norovirus　67

nutritional epidemiology 92

■ O
occupational epidemiology 90
OECD 8 原則 89

■ P
Panum, Peter Ludwig 1
Parkes, Edmund Alexander 5
PCB 52
Pettenkofer, Max von 4
pharmacoepidemiology 91
Pompe van Meerdervoort 5
pooled control 82
population approach 62
Pott, Percival 16
predictive epidemiology 31
preventive epidemiology 31

■ R
Radiation Effects Research Foundation 25
randomised controlled trial 61
RCT 61, 72
RERF 25
Reye 症候群 22
Rose, Geoffrey 34

■ S
Sams, Crawford F 20
SARS 68, 69
seroepidemiology 91
Seven countries study 26, 40
severe acute respiratory syndrome 69
shoe-leather epidemiology 91
small round structured virus 67
SMON 46
Snow, John 1
social epidemiology 92
SRSV 67
Stamler, Jeremiah 34

Stamler, Rose 34
subacute myelo-optico-neuropathy 46

■ T
T65D 53
Takaki Promontory 6
Ten-day international teaching seminar on cardiovascular epidemiology and prevention 34
theoretical epidemiology 91
Topley, William Whiteman Carlton 13

■ V
Virchow, Rudolf 16

■ W
WHO 会議 39
Winslow, Charles-Edward Amory 10

［著者略歴］

森岡聖次（もりおか せいじ）

1957年7月8日　和歌山県で出生

《学　歴》
1983年3月　　自治医科大学医学部卒
1990年3月　　国立公衆衛生院専門課程修了（公衆衛生学修士）
1996年4月　　医学博士
1996年6月～　英国ロンドン大学聖トマス病院公衆衛生医学教室留学
　1997年7月
2001年10月　　Fellow, Royal Institute of Public Health, UK

《職　歴》
1983年4月　　和歌山県医務課技術嘱託
1987年4月　　同　御坊保健所保健予防課長，技術次長
1990年4月　　同　田辺保健所長
1992年4月　　和歌山県立医科大学公衆衛生学教室助手，講師
2000年4月　　和歌山県新宮保健所古座支所長
2003年4月　　同　田辺保健所長
2007年4月　　同　湯浅保健所長

《その他》
日本疫学会評議員，日本公衆衛生学会評議員，
日本禁煙推進医師歯科医師連盟運営委員

重松逸造（しげまつ いつぞう）

1917年11月25日　大阪府で出生

《学　歴》
1941年12月　　東京帝国大学医学部医学科卒
1952年3月　　医学博士
1955年6月　　ハーバード大学公衆衛生大学院修了
　　　　　　　（Master of Public Health）
1992年4月　　Fellow, Royal College of Physicians, London
2002年6月　　Honorary Fellow, Faculty of Public Health, Royal Colleges of Physicians, UK

《職　歴》
1942年1月　　東京帝国大学医学部付属病院第3内科副手
1947年8月　　公衆衛生院疫学部研究員，慢性伝染病室長
1962年1月　　金沢大学医学部教授（公衆衛生学）
1966年4月　　国立公衆衛生院疫学部長
1981年7月　　（財）放射線影響研究所理事長
1997年7月　　同上 名誉顧問

《その他》
日本疫学会・国際疫学学会，日本衛生学会，公衆衛生学会，結核病学会，
脳卒中学会，放射線影響学会等の名誉会員

日本の医療と疫学の役割
─歴史的俯瞰─

〈検印省略〉

2009年2月1日　第1版第1刷発行

定価（本体4,200円＋税）

著　者　森岡聖次，重松逸造
発行者　今井　良

発行所　克誠堂出版株式会社
　　　　〒113-0033　東京都文京区本郷3-23-5-202
　　　　電話（03）3811-0995　振替00180-0-196804
　　　　URL http://www.kokuseido.co.jp

印刷・製本　株式会社シナノ

ISBN978-4-7719-0347-0　C 3047　￥4200 E
Printed in Japan © Seiji Morioka, Itsuzo Shigematsu 2009
・本書の複製権・翻訳権・上映権・譲渡権・公衆送信権（送信可能化権を含む）は克誠堂出版株式会社が保有します。
・JCLS 〈㈱日本著作出版権管理システム委託出版物〉
本書の無断複写は著作権法上の例外を除き禁じられています。複写される場合は，そのつど事前に㈱日本著作出版権管理システム（電話03-3817-5670，FAX03-3815-8199）の許諾を得てください。